一推就好

张宇小儿推拿速效秘方集

张 宇　李春英　编著

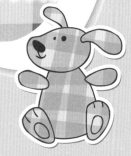

U0307906

中国中医药出版社
·北京·

图书在版编目（CIP）数据

一推就好 / 张宇，李春英编著 . —2 版 . —北京：中国中医药出
版社，2018.7

ISBN 978 – 7 – 5132 – 5005 – 4

Ⅰ . ①一··· Ⅱ . ①张··· ②李··· Ⅲ . ①小儿疾病—推拿

Ⅳ . ① R244.15

中国版本图书馆 CIP 数据核字（2018）第 105445 号

中国中医药出版社出版

北京市朝阳区北三环东路 28 号易亨大厦 16 层
邮政编码　100013
传真　010-64405750
廊坊市晶艺印务有限公司印刷
各地新华书店经销

开本 710 × 1000　1/16　印张 10　字数 125 千字
2018 年 7 月第 2 版　2018 年 7 月第 1 次印刷
书号　ISBN 978 – 7 – 5132 – 5005 – 4

定价　49.90 元
网址　www.cptcm.com

社 长 热 线　010-64405720
购 书 热 线　010-89535836
维 权 打 假　010-64405753

微信服务号　zgzyycbs
微商城网址　https://kdt.im/LIdUGr
官方微博　http://e.weibo.com/cptcm
天猫旗舰店网址　https://zgzyycbs.tmall.com

如有印装质量问题请与本社出版部联系（010-64405510）

推走疾病，推出健康

"全家老少齐推推，身通经畅精神爽。"

张宇小儿推拿传承了几代人的祛病绝技，帮助千千万万的孩子找回了健康，只要找对导致身体异常的原因，调病有法，祛病有路，就能恢复健康，重新点燃生命之火。

家长的思维决定孩子的命运，家长接受小儿推拿就是迈出了重要一步。孩子有病总治不好，转个弯，寻找一下其他路径，往往会有意想不到的收获。

您知道吗，这世上还有不用药、不打针就能通向健康的技法，她是那么久远，那么简单，那么有效，让那么多人感恩、感动、感叹、动容、泪流，那就是张宇小儿推拿。您什么都不损失，只要花一点点时间，针对孩子的身体状况，选对穴位，运用简单的推拿手法，既不疼，也无害，就能充分调整五脏六腑的功能，恢复阴阳平衡，预防重大疾病的发生，从而获得健康。

小儿推拿是中医学的一部分，承载着古人的智慧和光芒，为人们解除病痛。张宇小儿推拿让您更加懂得经络的循行规律，以及特效穴位对脏腑的作用，更好地为孩子解决健康问题。此法的独特之处是不仅对孩子有效，对成人的疗效同样了得，精彩案例会在本书中有详细的介绍。

华夏先人的智慧一直在护佑世代子孙的健康。小儿推拿是如此简单、方便、速效，一人学会了，全家老少皆受益。即将为您奉献——张宇祖传四代小儿推拿人的防病调病经验。

张宇

2018年5月

内容提要

　　本书是张宇（新浪名博大V：张宇中医小儿推拿）祖传4代经验传承和自己20多年临床实践经验采撷，重在呈现中医小儿推拿简单、实用和疗效迅速的特点。书中介绍了小儿推拿简单常识、24个穴位、4种手法；8种天天可以操作、保持健康的方法；家长的实践速效反馈；切断病源的方法（日常如何把控七情、平和心态，如何衣、行、吃、喝、拉、撒、睡等）；张宇临床实践疗效显著的小儿常见病及疑难病。本书以实例问答形式解释常见病的原因、归经和解决方法，有160套速效简易秘穴方供你选择使用，一学就会。还愁孩子有病束手无策吗？由张宇中医小儿推拿学起，从根入手，还你健康。

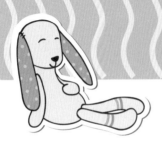

目录

 第1章 小儿推拿入门指导 / 1

💜 推拿疗法的发展 / 3

💜 推拿疗法的原理 / 4

💜 小儿推拿的作用 / 4

💜 小儿推拿的适应证 / 6

💜 小儿推拿的要求 / 7

💜 小儿推拿的常用手法 / 9

1.推法 / 9

2.揉法 / 10

3.运法 / 10

4.分法 / 11

💜 小儿推拿的常用穴位 / 12

1.天河水穴 / 15

2.总筋穴 / 15

3.小天心穴 / 16

4.阴阳穴 / 16

5.新板门穴 / 17

6.脾土穴 / 18

7.内八卦穴 / 18

8.新四横纹穴 / 19

9.新小横纹穴 / 19

10.肾水穴 / 20

11.新肾顶穴 / 21

12.肺金穴 / 21

13.上三关穴 / 22

14.大肠穴 / 22

15.小肠穴 / 23

16.下六腑穴 / 23

17.一窝风穴 / 24

18.新阳池穴 / 24

19.外劳宫穴 / 25

20.二人上马穴 / 25

21.二扇门穴 / 26

22.合谷穴 / 26

23.肾纹穴 / 27

24.精宁穴 / 27

推拿疗法的调养原则 / 28

1.生活习惯调养 / 29

2.情志调养 / 31

第2章 日常保健手法 / 33

1.身体前后横搓法 / 35

2.身体前后来回竖搓法 / 36

3.四肢来回搓法 / 36

4.四肢叩拍法 / 37

5.平躺着向下推胸腹法 / 38

6.向下推前胸、分推前胸法；向下推后背、分推后背法 / 39

7.后背、腰骶部撞击法 / 39

8.肚脐和后腰对敲法或对搓法 / 40

第3章 实例问答1——脏腑病症归经推拿法的运用 / 41

💗 脏腑基本知识 / 43

💗 脏腑病症归经推拿法 / 45

1.肝热或胆热 / 46

2.肝阴虚或肾阴虚 / 53

3.心热或小肠热 / 58

4.心气虚或脾气虚 / 62

5.脾热或胃有积热 / 66

6.胃肠虚寒 / 72

7.肺热或大肠热 / 76

8.脾肺阳虚 / 83

9.肺胃感受外邪 / 86

10.脾胃积食 / 92

11.肾或膀胱有热 / 96

12.肾或膀胱气虚 / 99

第4章 实例问答2——宝宝和大人常见问题解答 / 105

第5章 精彩案例分享 / 129

1.腹腔囊肿 / 131

2.喉室息肉 / 131

3.腮腺肿物 / 132

4.胃部肿物 / 132

5.颈部活动障碍 / 133

6.鞘膜积液 / 133

7.化脓性中耳炎合并乳突炎 / 134

8.牙周炎 / 134

9.化脓性扁桃体炎 / 134

10.耳聋 / 135

11.渗出性湿疹 / 135

12.过敏性紫癜 / 136

13.哮喘 / 136

14.血尿 / 136

15.尿潴留 / 137

16.先天性尿失禁 / 137

17.脑瘫 / 138

18.风疹合并心肌受累 / 138

19.夜游症 / 139

20.抽动症 / 139

21. 脖子软、腰软 / 140

22. 黄疸 / 140

23. 霰粒肿 / 141

博友互动——成功案例选摘 / 143

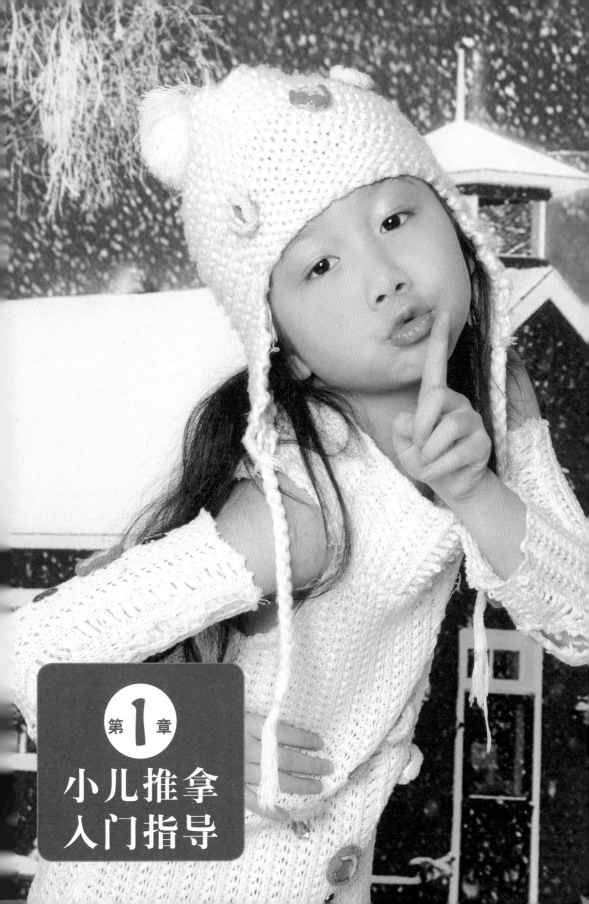

第 **1** 章

小儿推拿
入门指导

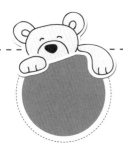

推拿疗法的发展

推拿是中医学的一个分支，有2000多年的历史，是人们在与疾病斗争中逐渐摸索出的经验。早在春秋战国时期，《黄帝内经》对推拿疗法就有较为具体的论述；秦汉时期，推拿成为主要的调养方法之一；三国时期，出现了膏摩和导引术；魏晋隋唐时期，基本上形成了系统的推拿疗法；宋元时期，推拿疗法的适用范围进一步扩大；明清时期，推拿疗法达到鼎盛，民间出现了不少推拿名医和推拿著作，对推拿疗法和适应证都有系统而全面的论述，而且逐渐分成许多流派。20世纪30~40年代，一些人提出"废止旧医"，使推拿陷入了历史上的低谷，仅仅停留在家传口授的境地。

新中国成立后，国家大力提倡中医，挖掘民间中医特殊技能人才，此时人才辈出。之后多采取师带徒的形式，不分男女，广泛培训，大批中医技能人员服务百姓，为人民解除病痛。近年来，随着推拿医疗机构和学术团体相继成立，推拿书籍大量出版，民间推拿疗法得到进一步挖掘，推拿医疗保健正在快速发展，大批推拿技术人员一展身手，为国人的健康贡献着力量。

未来的目标——让推拿走进千家万户，大人、孩子齐受益，让推拿绽放史无前例的光彩。

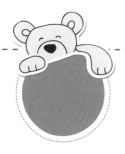

推拿疗法的原理

穴位是经络的一部分，经络又是体内气血的运行通道，连接着脏腑。穴位是气血的聚焦点，通过推拿刺激皮肤表面的穴位，可以疏通经络，畅达气血，扶正祛邪，调整五脏六腑的功能，达到祛病健身的目的。

现代医学认为，推拿是通过手法产生力，力产生能，通过穴位、经络、神经来传递，起到预防疾病和调理身体的作用。它对人体十大生理系统（包括神经系统、内分泌系统、免疫系统、呼吸系统、消化系统、循环系统、泌尿系统、生殖系统、运动系统、感觉系统）有双向调节作用，可以加速营养代谢，促进废物排出，是目前较为有效的排毒方法之一。此外，它还可以促进血液和淋巴回流，增加血液中的免疫细胞，增强细胞吞噬细菌和病毒的能力，提高免疫力，从而战胜疾病。

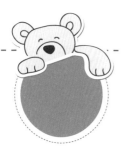

小儿推拿的作用

张宇小儿推拿具有调理和保健的双重功效。必须接受药物治疗的人，辅以推拿疗法，可加快治愈的过程，并能减轻药物对机体的毒副作用。张宇小儿推拿不仅适用于小儿，成人也可适用，具体作用体现在以下几个方面：

♥ 通过手法起到汗、吐、下、温、清、消、补、通的作用，畅通全身经络，平衡阴阳，调和脏腑，行气和血。

♥ 补虚扶弱，培补先天和后天的不足，提正气，助精神，补肾填精，强筋健骨，补血生肌，健脑益智。

♥ 养肝，止抽风，降颅压，安神助眠，通窍醒脑，止头痛、眩晕。

♥ 发汗解表，祛风散邪，解暑除烦，清热解毒，退热潜阳，引火归原，滋阴生津，明目利咽。

♥ 保肺，止咳平喘，消炎，化痰。

♥ 疏肝理气，调理乳房、子宫、卵巢、前列腺的功能，适用于月经不调、不孕不育等症。

♥ 除胸闷、胸痛、两胁胀痛，退黄疸，增强肝胆的功能。

♥ 健脾和胃，止呕吐，消腹胀，润燥通便，除口臭，收敛溃疡，加速胃肠蠕动，增强食欲，抑制食欲过盛，止腹痛、腹泻。

♥ 调节心律，改善心肌供氧，促进血液循环，补心气，收敛止汗，适用于心烦、暴躁易怒等症。

♥ 消除肾脏、膀胱炎症，利尿消肿，化结石。

♥ 纠正贫血，止血凉血。

♥ 活血化瘀，散结攻坚，可消积块、肿瘤。

♥ 改善肌肉萎缩，止痉挛、皮肤瘙痒、关节疼痛麻木，解除生长痛等。

总之，小儿推拿无痛苦，方便、简捷、安全，无毒副作用，是理想的、绿色的保健和调理方法。

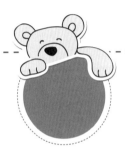

小儿推拿的适应证

注：张宇小儿推拿不仅适用于小儿，成人也可适用，因此以下病症有涉及成人的部分。

（1）头和五官相关病症

囟门凹陷，囟门突起，眼干、痒、红、痛、烂、肿，麦粒肿，霰粒肿，白内障，胬肉，弱视，斜视，视神经萎缩，眼出血，鼻炎，鼻出血，鼻息肉，鼻甲肥厚，腺样体肥大，咽喉炎，梅核气，唇炎，玩弄舌，鹅口疮，口腔溃疡，口臭，口水过多，牙痛，牙龈出血，牙周炎，外耳道炎，中耳炎，乳突炎，耳鸣，耳聋，脖子抬不起来，脖子硬，脖子痛，脸肿，面瘫，腮腺炎。

（2）四肢、肌肉、皮肤相关病症

胎毒，水痘，药疹，湿疹，风疹，玫瑰糠疹，荨麻疹，火疖，皮肤硬肿症，皮肌炎，脐炎，脐疝，水肿，过敏性紫癜，重症肌无力，关节炎，手脚凉，手脚热，两肋痛，营养不良，四肢运动障碍、疼痛、血运不畅，肌肉萎缩。

（3）肿物类相关病症

脑部肿物，眼、耳、鼻、口、喉、颈部肿物，肺部肿物，心脏肿物，肝胆肿物，脾胃肿物，肠肿物，肾、膀胱肿物，子宫、卵巢肿物，阴茎、前列腺肿物，四肢肿物。

（4）呼吸系统相关病症

感冒，发热，中暑，喉炎，急、慢性扁桃腺炎，急、慢性支气管炎，肺炎，哮喘，咳嗽，支气管扩张，肺粘连，过敏性咳喘。

（5）循环系统相关病症

心肌受累，心肌缺血，心悸，心绞痛，心律不齐，心动过速，心动过缓，高血压，低血压，心肌梗死恢复期，心包积液，后天形成的各种瓣膜病，汗多，动脉硬化。

（6）消化系统相关病症

呕吐，食管炎，腹胀，腹痛，腹泻，厌食，食欲亢进，膈肌痉挛，胆囊炎，胆结石，胆息肉，黄疸，便秘，脱肛，痔疮，阑尾炎初期，疝气，肛周脓肿，贫血，胃息肉，痢疾，肠梗阻，肠套叠，消化功能障碍而致的生长发育迟缓。

（7）泌尿生殖系统相关病症

尿频、尿痛，尿道炎，血尿，尿闭，尿失禁，尿床，肾炎，肾病综合征，膀胱炎，尿毒症（辅助疗法），精子成活率低，不孕症，盆腔炎，白带异常，月经淋漓不断，排卵异常，习惯性流产，肾、膀胱结石，鞘膜积液，腰痛。

（8）神经系统相关病症

头痛，头晕，脑震荡，脑瘫，脑血栓、脑出血后遗症，脑炎恢复期，脑积水，惊吓，癫痫，发热惊厥，夜游症，夜啼，三叉神经痛，神经衰弱，失眠，突然失语或语言发育迟缓，多动症，口吃，抽动症，嗜睡，幻视，谵语，抑郁症，自闭症。

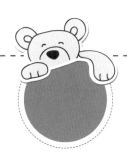

小儿推拿的要求

（1）室内温度不冷不热，感觉舒服为度。室内空气保持新鲜，增加室内氧气的含量，可更好地濡养人体。

（2）推拿者修剪指甲，手上皮肤保持滋润光滑，以免刺激孩子的皮肤。推拿前要洗手，讲究卫生。

（3）只需推拿一只手上的穴位，气血就可以通达五脏六腑，起到全身调理的作用，不需要两只手同时推拿。多推拿左手上的穴位，是因为心脏在左侧，推拿左手可使血液循环和能量传递相对快一些。左手如果有问题可以推拿右手，但右手有些穴位的方向跟左手是相反的，当注意。若手上局部皮肤破溃、起水泡、骨折、出血等，禁止在该处推拿。

（4）取穴准确，用力适度。切记：不要给孩子推疼了，不要推出水泡，不要推青或推肿了，是否有效不在于用力的大小，而在于穴位的选择是否正确，是否对症。不过，用力也不能过轻，否则就没有效果。推拿速度以每分钟100~120次为宜，轻症或是虚寒证的病人，用力宜轻，速度宜慢，每日推拿1~2次；重症或是"火大"的人，推拿疗程宜长，适当用力，速度要稍快些，每日多次推拿或连续推拿，根据情况随症加减。

（5）新病、旧病都有的人，哪个病重就先调哪一个。

（6）推拿后出汗者，要注意避外邪，以免加重病情。

（7）关于推拿穴方的选择，可以选择一个穴方，每天一次或多次推拿；若是多种病因导致的疾病，可以选两个或多个穴方配合推拿，每个穴方的推拿次数视病情而定；推拿过程中或推拿之后，若有不适感，应重新辨证和选择穴方。判断病情时有时会有一些假象和个体差异，使推拿者难以正确判断，因此需要推拿者在实践中不断积累经验。推拿过程中，病人若感觉体内气行、旋转、麻、胀、跳、热、轻松舒适感、飘浮感等为正常现象。有些患者不太敏感，怎么推也没感觉，此时不要去追求感觉，推拿之后以症状消失为有效。

（8）推拿时避免皮肤摩擦过度，可用爽身粉、淀粉等涂到推拿部位，以免皮肤出泡、磨破等。

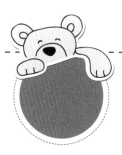

小儿推拿的常用手法

张宇小儿推拿根据每位患者的病情，以中医理论为指导，在手及前臂上选取穴位进行推拿。推拿者首先要判断疾病的部位与性质，然后选取适当的穴位，按一定的顺序，通过推、揉、运等手法进行操作。

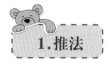

1.推法

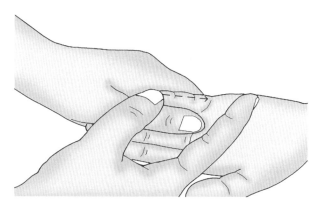

即用指面着力于穴位上，做直线移动的手法。

推法可分为三种：①补法：向心推（天河水穴除外），如补肾水穴，由小指尖推向小指根。②泻法：离心推，如泻肺金穴，由无名指根推向无名指尖。③平补平泻法：又称清法，即来回推，如清新板门穴。

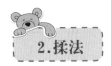

2.揉法

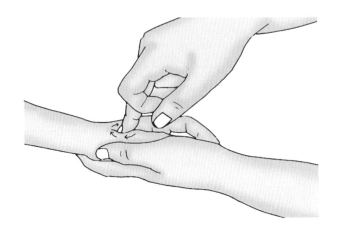

即用拇指、食指或中指指腹按住某一穴位，不离开穴位本身，带动穴位处的皮肤、脂肪、肌肉等揉动，做左右、上下或顺、逆时针方向旋转。

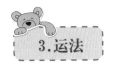

3.运法

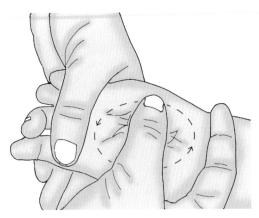

即用推拿者的左手端平被推拿者的左手（通常以推拿左手为例来

讲述），用推拿者的右手拇指指腹，从某一穴位开始，做弧形或环形运动至另一穴位，反复循环操作，最后在终止穴位处停下。

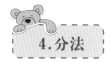

4.分法

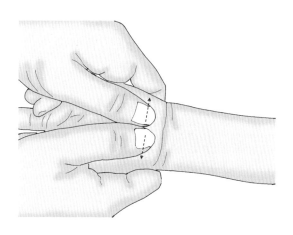

即两拇指指腹由选定的穴位向两侧平行分推，比如分推阴阳穴；或用一侧拇指指腹由选定的穴位向单侧平行分推，比如分推阳穴或分推阴穴；或用双手掌面平行向两边分推，比如分推前胸、后背，反复操作。

小儿推拿的常用穴位

注：以下内容均以左手为例讲述。

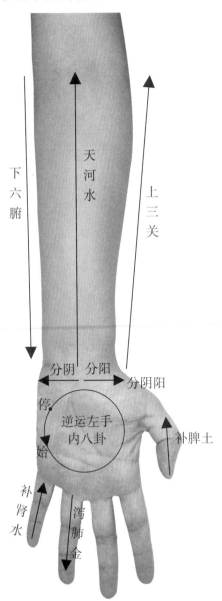

天河水

下六腑

上三关

分阴　分阳

分阴阳

停

逆运左手
内八卦

补脾土

始

补肾水

泻肺金

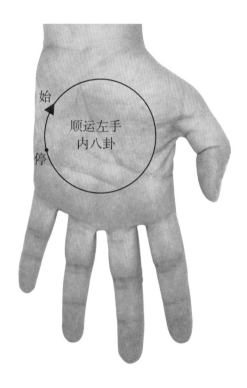

始

停

顺运左手
内八卦

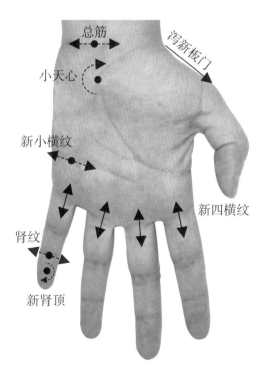

总筋

泻新板门

小天心

新小横纹

新四横纹

肾纹

新肾顶

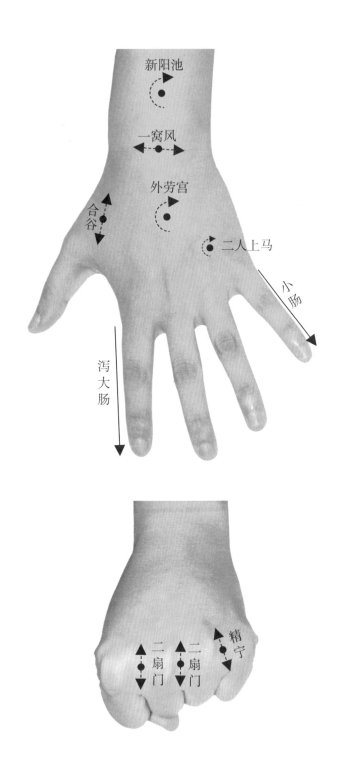

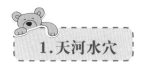

1. 天河水穴

位置： 前臂掌侧正中，自腕横纹中点至肘横纹中点呈一直线。

作用： 泻心火，安神，除烦，利尿，化热痰，退心火引起的发热等。此穴性凉，虚寒证者忌用。

手法： 向心推，自腕横纹推向肘横纹1~10分钟。

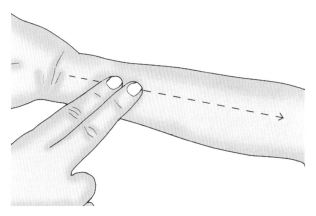

推天河水穴

2. 总筋穴

位置： 掌后腕横纹中点处。

作用： 清心火，除心烦，消口疮，降血压，镇静安眠。此穴性凉，虚寒忌用。

手法： 顺时针揉或左右揉3~5分钟。

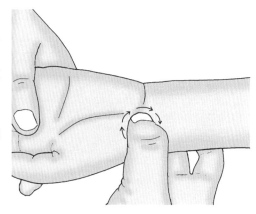

揉总筋穴

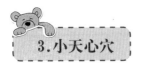

3.小天心穴

位置： 手掌面大、小鱼际交接处的凹陷中。

作用： 通全身经络，清心火，发汗祛邪，安神，止惊，促进睡眠等。

手法： 顺时针揉3~10分钟。

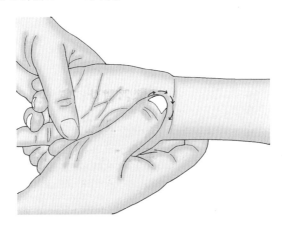

揉小天心穴

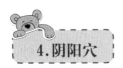

4.阴阳穴

位置： 手掌根部，从小天心穴开始向两侧分推，为阴阳穴。只推向靠拇指大鱼际侧的为阳穴，只推向靠小指小鱼际侧的为阴穴。

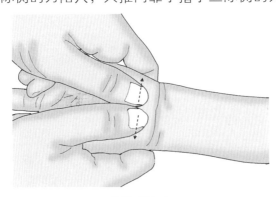

分推阴阳穴

作用：平衡阴阳，消积食，化痰，帮助消化等。分推阳穴适用于体内"寒大"者；分推阴穴适用于体内"火大"者。

手法：分推阴阳，用双手拇指指腹自小天心穴向两侧分推，操作2~5分钟。①分推阳穴：从小天心穴开始向大鱼际分推2~5分钟。②分推阴穴：从小天心穴开始向小鱼际分推2~5分钟。

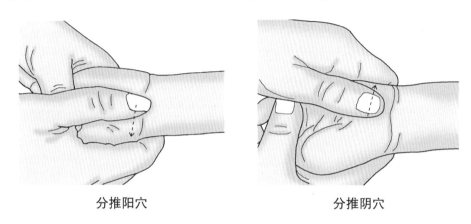

分推阳穴　　　　　　　　　　　　分推阴穴

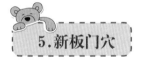

5.新板门穴

位置：在大鱼际手掌与手背交界的赤白肉际处。

作用：清脾胃热，调理气滞，化积食，止胃热引起的吐泻和发热等。

手法：来回推（清法）5~10分钟，用于有些胃火，但胃火不是很大者；离心推（泻法）5~15分钟，用于胃热或胃气上逆者。

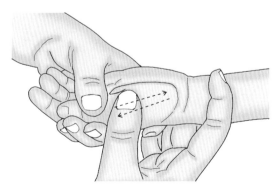

推新板门穴

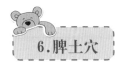

6.脾土穴

位置：在拇指桡侧缘，赤白肉际处。

作用：增脾阳，化脾湿，散脾寒，增进食欲，化寒痰，退寒邪引起的发热，止寒咳、寒喘。脾土是个热性的穴位，体内有热者忌用。

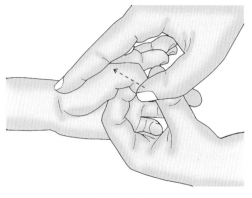

补脾土穴

手法：拇指弯曲，向心推，由拇指尖推向拇指根，为补法。脾阳虚时，用补法3~10分钟。

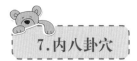

7.内八卦穴

位置：在手掌面，以手心为圆心，以圆心至中指指根横纹约2/3处为半径作圆周，八卦即在此圆圈上，分别是乾、坎、艮、震、巽、离、坤、兑八个卦区。

作用：逆运左手内八卦可降气，消导，化痰，止咳，平喘；顺运左手内八卦可提气，用于阳气不足、食欲亢进、气陷而致脏腑下垂等。

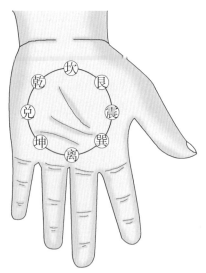

手法：做圆形运法。①顺运左手内八卦：由乾卦起，顺时针方向连续运转，最后停止在兑卦，操作2~10分钟。②逆运左手内八卦：由兑卦起，逆时针方向连续运转，最后停止在乾卦，操作2~20分钟。

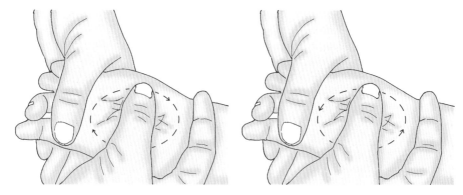

顺运左手内八卦　　　　　　　逆运左手内八卦

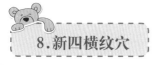

8.新四横纹穴

　　位置：手掌面，食指、中指、无名指、小指的指根部横纹处。

　　作用：通气，化积食，消腹胀，清脾胃之热，促进食欲等。

　　手法：推法。用拇指指腹上下来回推，推的顺序是食指–中指–无名指–小指。

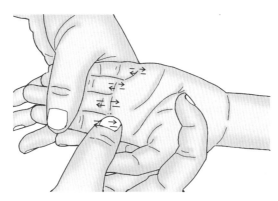

推新四横纹穴

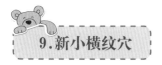

9.新小横纹穴

　　位置：手掌面，第5掌骨和第5指骨关节间的缝隙处。

作用：通肺气，化痰，退热，消腹胀，疏肝郁等。

手法：顺时针揉或左右揉5~10分钟。

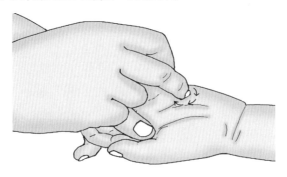

揉新小横纹穴

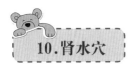

10.肾水穴

位置：整个小指掌面。

作用：补肝明目，补肾益脑，止肾虚喘。与热性穴位搭配可补肾阳，与清热穴位搭配可补肾阴。没事不要过度补肾水，否则会引起脾胃消化不良。

手法：向心推（由小指尖推到小指根）5~20分钟，肾水只能补不能泻。

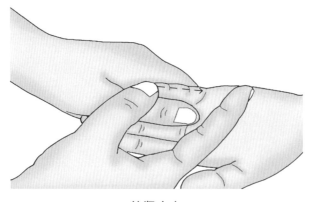

补肾水穴

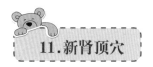

11.新肾顶穴

位置： 小指末节的整个指腹。

作用： 止汗，消水肿或囊肿，收敛元气。

手法： 顺时针揉2~10分钟。

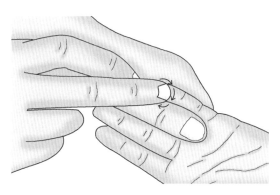

揉新肾顶穴

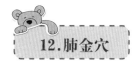

12.肺金穴

位置： 整个无名指掌面。

作用： 清肺热，利咽止咳，降气化痰，通便。

手法： 来回推（清法）3~10分钟，用于有些肺火，但肺火不是很大者；离心推（泻法）3~10分钟，用于肺火旺者；向心推（补法）3~10分钟，用于肺气虚、肺寒者。

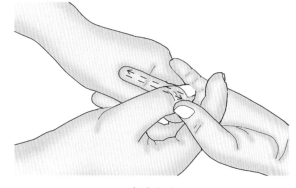

清肺金穴

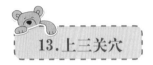

13.上三关穴

位置： 前臂桡侧，腕横纹至肘横纹呈一直线。

作用： 补阳气，活血化瘀，散寒气，发汗，退热（寒邪引起）。此穴性热，体内有火者忌用。

手法： 向心推2~10分钟。

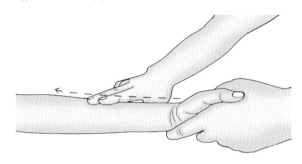

推上三关穴

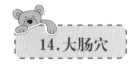

14.大肠穴

位置： 食指桡侧缘，自食指尖至虎口呈一直线。

作用： 止泻，清大肠热。

手法： 来回推（清法）3~15分钟，用于有些肠热，但肠热不是很明显者；离心推（泻法）3~15分钟，用于肠热很明显者。

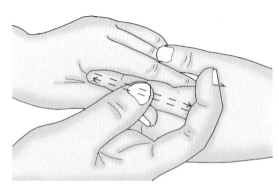

推大肠穴

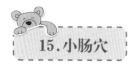

15.小肠穴

位置： 小指尺侧缘，自小指尖到小指根呈一直线。

作用： 止腹泻，利尿，去心火。

手法： 离心推，即用拇指、食指或中指指腹，由小指根推向小指尖5~15分钟。

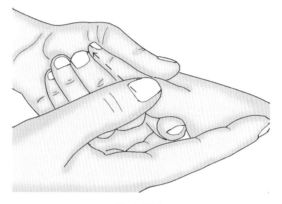

推小肠穴

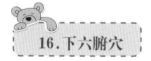

16.下六腑穴

位置： 前臂尺侧，从肘横纹至腕横纹呈一直线。

作用： 凉血，止血，解毒，退实火引起的发热，消炎，消肿，化热痰等。此穴性寒，虚寒证者忌用。

手法： 离心推3~10分钟。

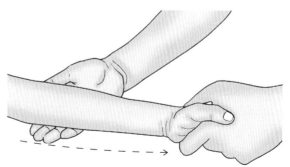

推下六腑穴

17.一窝风穴

位置：手背腕横纹正中凹陷处。

作用：发汗退热，祛外邪。

手法：左右揉3~10分钟。

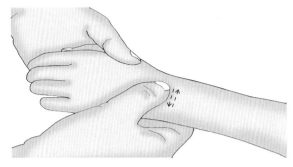

揉一窝风穴

18.新阳池穴

位置：在前臂背面，一窝风穴上1寸多，桡骨和尺骨相交的凹陷中。简易取穴法：用中指的中间指节从手腕关节正中向小臂背面量起，新阳池穴距离一窝风穴正好是中指的中间指节的长度。

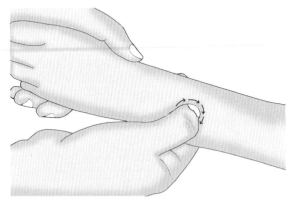

揉新阳池穴

作用：利水肿，清脑，止头晕、头痛，降颅内压，降血压，通便。

手法：顺时针揉2~10分钟。

19.外劳宫穴

位置： 手背中，与内劳宫相对，手背第3掌骨的1/2处。

作用： 补阳气，止腹痛或关节寒痛，收敛阴水。此穴性热，体内有火者忌用。

手法： 顺时针揉3~10分钟。

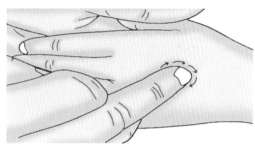

揉外劳宫穴

20.二人上马穴

位置： 手背无名指、小指掌指关节间的凹陷中。

作用： 利尿，利湿，补肾阴，能把"火"往下引。与热性的穴位搭配，可以补阳利尿；与凉性的穴位搭配，可以清热利尿。

手法： 顺时针揉或上下揉3~15分钟。

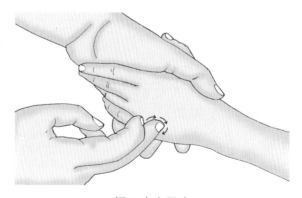

揉二人上马穴

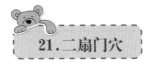

21.二扇门穴

位置：手背中指根本节（中指掌指关节前方）两侧的凹陷处。

作用：发汗，退热，止喘。

手法：上下揉，即用食指、中指指腹按住穴位，上下揉动2~10分钟。发热的同时伴有汗多者，此穴不宜用。

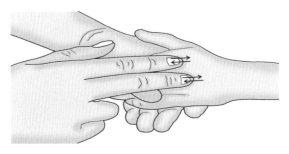

揉二扇门穴

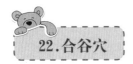

22.合谷穴

位置：在手背，第1、2掌骨间，当第2掌骨桡侧的中点处。简易取穴法：将拇指和食指并拢，骨缝处的肌肉最高点处即是该穴。

作用：降肺胃之气，清咽，止喉痛、牙痛，止呕吐，增进食欲，清肠热，通便。

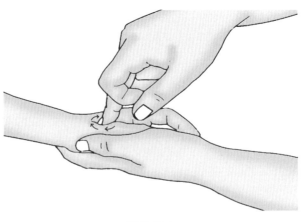

揉合谷穴

手法：顺时针揉或上下揉2~10分钟。

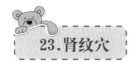

23.肾纹穴

位置： 手掌面，小指第2指间关节横纹处。

作用： 清心热、肝热，明目，消除眼睛红肿、热痛、干涩，化热瘀，止眼出血、鼻出血，退高热，可用于真热假寒证。

手法： 顺时针揉或左右揉5~10分钟。

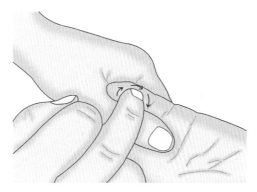

揉肾纹穴

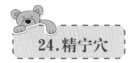

24.精宁穴

位置： 在手背，第4、5掌骨歧缝间。

作用： 化热痰，活血，破血，散瘀结，用于眼睛出血、红肿疼痛、胬肉、白内障等症。

手法： 按住穴位，上下揉2~10分钟。

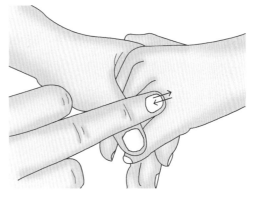

揉精宁穴

推拿疗法的调养原则

病是养好的，只重视治，不重视养，很难治好病，甚至会越来越重，很难恢复健康。提高健康意识，保养生命是一辈子的事，无时无刻的事。

养就比不养强，不让小病变成大病、重病，从而延长我们的生命，提高生活质量，这是人类的最高智慧。

如何"养"？按照"天人合一"的规律生活，即日落休息，日出劳作。

♥ 心平气和，不生贪念，少操心，知足常乐。

♥ 每日吃五谷杂粮和蔬菜，水果适量，少荤多素。

♥ 早餐和午餐要吃好，每顿八分饱，晚餐少吃。

宝宝和大人的推拿保养法：每天上下来回推胸腹背部或横搓胸腹背部，大人自己若没法搓背部，可用背部撞击门框，以舒服为度；来回搓胳膊腿或叩拍胳膊腿，可以促进全身的血液循环，打通瘀阻不通之处，使脏腑功能好起来，精气神足起来，健康起来。

现在就从如何吃喝拉撒睡、穿衣出行、情志调养等方面谈谈如何"养"。生活就是要讲究"度"，过度则会打破人体的阴阳平衡，失衡就会导致疾病的发生。

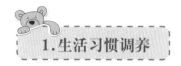

1.生活习惯调养

(1) 如何吃

体内有热者：不吃辣的食物（包括各种调料、辣味蔬菜等），少吃甜食，适当吃点苦味、酸味、偏寒的食物。

体内有寒者：不吃生冷的食物（如生冷瓜果、生的蔬菜、没有加热过的冷食等），少吃咸的食物、酸的食物、苦的食物，适当吃点辣食、甜食。

平时最好少聚会。孩子的脾胃娇嫩，聚会时容易吃多吃杂，这样容易生病，轻者食欲不振，重者出现呕吐、腹泻、发热、咳喘，若调理不及时，甚至可导致发育迟缓。大人若经常大吃大喝，也会把脾胃、胰腺、肝胆吃坏，导致心、肺、肾相继出现问题。

正确的吃法是：清淡饮食，不要吃撑或感觉到饱，不要重口味。不要因为喜欢而只吃某一样食物，久而久之身体就会阴阳失衡。因为食物有寒、热、温、凉的属性，吃进去后对人体也有寒、热、温、凉的作用。根据自身的体质选择食物，就能吃出健康；反之，胡吃海塞，就易得病。

现在的孩子生病大多是因为喂养失调，护理不当。孩子病了，很多父母不是平和地找问题、找原因，而是把医生当作救命稻草。焦虑的情绪还会感染孩子。因此，我们要调整好自己和孩子的饮食和作息习惯，让气血保持畅通，这才是调养好身体的关键。

(2) 如何喝

如何喝水：成人每天水的总摄入量不要超过3000毫升，超过了会发生水中毒。由于每天摄入的蔬菜、水果、汤、饭里有水，所以再额外喝1000~1500毫升水就够了。不过，还要依据摄入的食物所含水分的多少来决定，所以"1000~1500毫升"这个数字不是固定的。当然了，如果是热性体质者，喝的水量会多，因为要"饮水灭火"；寒性体质者，喝的水量会少，因为体内生寒湿，会厌恶水，水喝多了会加重寒湿，引起消化不良。

如何喝酒（适用于成人）：白酒是热性的，少量饮用可活血化瘀，促进血液循环，但喝多了则会消耗体内的阴精，导致肝肾阴亏而致病。啤酒是温性的，适量喝点有健脾的作用，但喝多了会导致脾胃湿热，影响消化，引起肥胖。红葡萄酒是寒性的，适量饮用可补肝血和心血，喝多了可加重体内寒湿。

（3）如何拉撒畅通

体内吃出热来，或捂出热来，或患了热病之后，会导致肠腑有热，出现大便干臭，小便黄少，尿频、尿痛、尿床等症。病久或热久，会使脏腑阴液亏虚，大便呈羊粪球状，尿少等。过食寒凉也会导致脾肾阳气不足，推动二便无力，拉撒出现异常。所以，不要让孩子大热、大寒，保持大、小便畅通。

（4）如何睡

孩子晚上9点前一定要睡觉，因为晚上9~10点是生长激素分泌最旺盛的时候，这个时间段睡着了有利于长高。大人晚上11点前一定要睡觉，因为晚上11点到凌晨1点间是胆经当令，人体会自动分配更多的血液来濡养胆经，如果此时不睡觉，就会把人体分配来的血液消耗掉，胆经没有得到濡养，久而久之，胆经就会出问题。

肝和胆就像一家人一样，胆经出现问题，必将累及肝经；肝经出现问题，心经会有异常；心经有问题必将影响到脾胃；脾胃有问题将导致肺经异常；肺经异常，则导致肾经缺水而不能滋养肝木，最终加重肝胆疾患，形成恶性循环。人体的五脏六腑是一个整体，彼此相生，又相互克制，保持着平衡。睡好觉是保持健康的前提条件之一。

（5）如何穿衣

给孩子穿衣的原则：在室内活动时以不出汗为度，手微凉为好。

夏天，孩子不能光着身子在空调底下直接吹，这样容易受到寒邪的侵袭。

孩子属于纯阳之体，怕捂，一旦捂多了就易"上火"而致病，而且捂多了毛孔总开着，容易感受外邪而致病。

有的孩子平时穿得较多，毛孔总开着，一旦少穿衣服就立刻感冒，形成恶性循环。

（6）如何出行

孩子小，五脏六腑的功能不充实，对外界环境、食物的适应能力较差，不适合远行。旅行时容易消耗人体的能量，也容易生病。

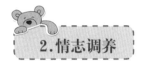

2.情志调养

（1）不要怒

肝胆最怕气，只要一生气，肝胆马上就会瘀滞不通，气和血不运行了，一系列的肝病、胆病、脾胃病、心病、肾病、肺病就出现了。

（2）不要过喜

心和小肠怕过喜，经常大笑，易耗散心气，出现乏力、心慌、睡眠不好、腹泻、消化不良、咳喘等症。如果已经出现了这样的病症，就更不能大笑了。

（3）不要过思

思虑、忧虑对脾胃的伤害最大，遇事老是想不开则会导致气结，气血结住了，脾胃就不能得到很好的濡养，进而影响全身的功能。

（4）不要过悲

悲哀伤肺和大肠，会使肺气过度下降，导致气陷，表现为无力、咳喘、腹泻、呕吐、呃逆、消化不良等症。

（5）不要过恐

惊吓或害怕可伤肾和膀胱，肾气不上承，生殖系统则易出现问题，如大、小便不通等症。

注：张宇小儿推拿不仅适用于小儿，成人也可适用，因此以上调养原则有涉及成人的部分。

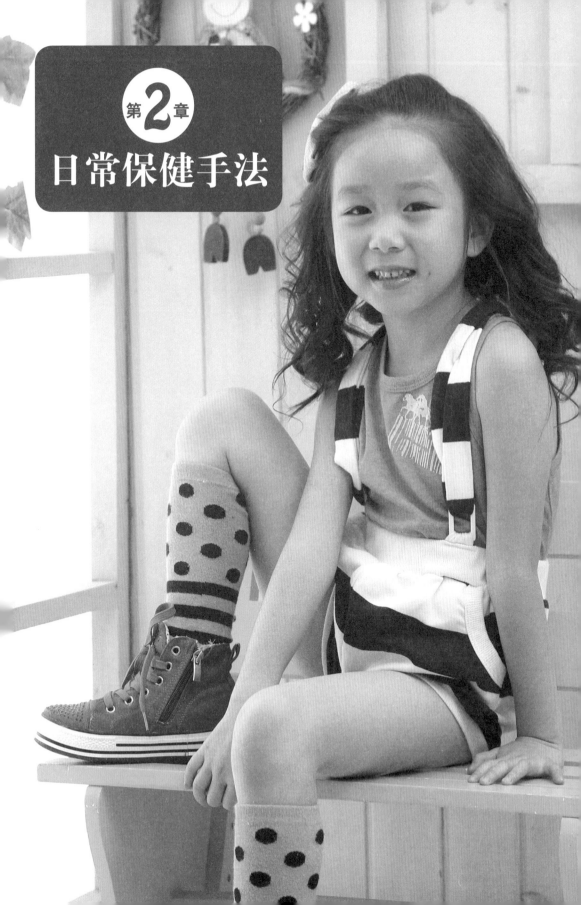

第2章
日常保健手法

以下方法最好于早上起床前，晚上睡觉前，或饭后半小时后操作。

1.身体前后横搓法

用手掌分别在身体前面和后面由上至下做横向搓动。也可以一手在身体前面，一手在身体后面，同时做相反方向的横向搓动。

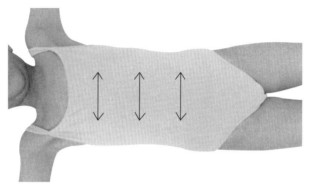

每个部分横搓3~20分钟不等，每日1~2次。此法可以提高免疫力，适用于中气下陷、脏腑下垂者，不分虚实。注意：处于出血期的患者不宜使用此法，不再出血了才可使用。

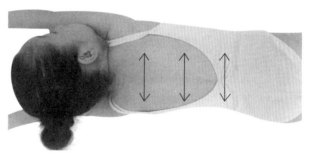

用于保健时，1岁以内的小孩前胸、上腹部、下腹部、胸背部、腰背部、腰骶部各横搓100下，2~5岁的小孩横搓200下，5岁以上的小孩可以横搓300下，每日2次。有病时可增加横搓的时间和次数。

身体前面来回竖搓法：双手掌重叠，横着放在天突穴下边并开始向下推，推的过程中手掌姿势不变，一直推到身体下边的大骨头（耻骨联合）处再返回来向上推，如此来回反复操作。然后两手分开，分别放在两边的锁骨下面并开始向下推，一直推到大腿根部，然后返回来向上推，如此反复操作。大人可以自己操作。

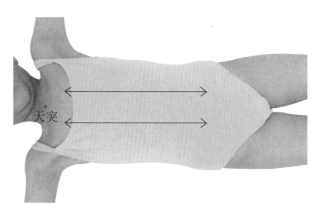

天突

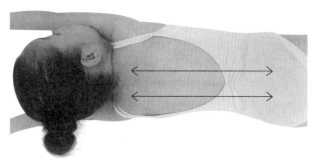

对于阴阳两虚体质者，后背也要上下来回搓。大人自己无法搓动后背，可以参考日常保健手法7。

根据年龄和病情的不同，中间来回搓和两边来回搓各操作5~15分钟不等。此法适合阴阳两虚的人群。

3.四肢来回搓法

用双手或单手在四肢的每个纵向面上来回搓动，每个面搓5~10分钟，每日1~2次。此法适用于四肢比较瘦的人群。

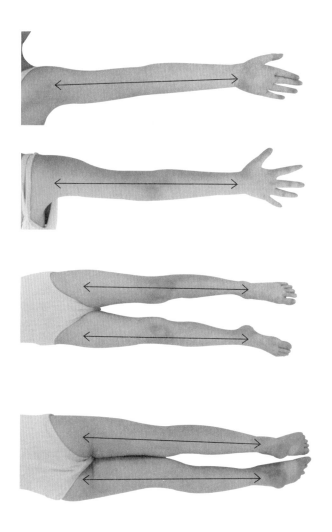

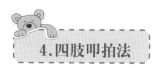

4.四肢叩拍法

双手呈空心掌状，以舒服为度，从上向下，再从下向上反复叩拍，四肢每个面各叩拍5~10分钟，每日1~2次。适用于四肢疼痛、消化不良、肝胆病、脾胃病、肾病、心病、肺病等。

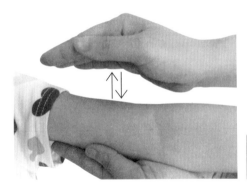
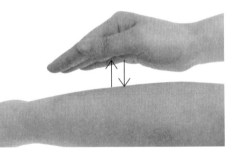

　　不管是大人还是孩子，胳膊或大腿肌肉丰满者用此法，反之，较瘦者不宜用此法，可选用日常保健手法3。

5.平躺着向下推胸腹法

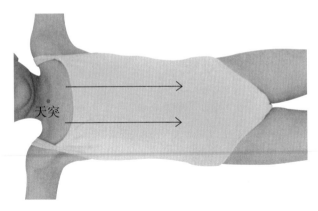

天突

　　中间推法：双手重叠，横放在天突穴下，然后向下推，推到耻骨联合处，反复操作。每次5~10分钟，每日2次。

　　两边推法：两只手分别横放在身体前面两侧，从锁骨处开始，经过乳房推到腹股沟。每次5~10分钟，每日2次。

　　注意：推时速度不要太快，以舒服为度。此法适用于体内"火大"、有积食或积块甚至肿物的人群。

向下推前胸、分推前胸法：单手横在前胸上，从天突穴开始向下推至剑突下，再从两边的锁骨向下推至肋骨，操作5~20分钟；再用两手从前胸中间开始，向两边分推至两肋，操作5~20分钟。

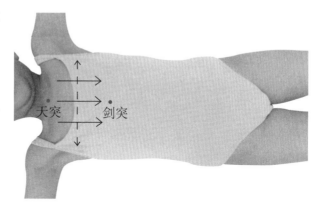

向下推后背、分推后背法：作用于后背肺部，先由上至下推中间、两边，然后向两边分推，操作5~20分钟。

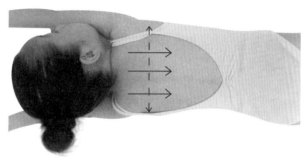

此法每日操作2次，适用于心肺部疾病急性发作和日常保健。

7.后背、腰骶部撞击法

用后背双侧肩胛骨一带、两侧肩胛骨的中间位置及后腰髋关节一带撞击门框或木头桩子（不要撞墙等水泥物，太凉）。撞上去后弹回来，以舒服为度。速度不要太快，每次15~20

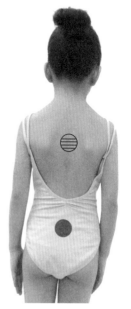

分钟，每日1~2次。

此法适用于头痛、头晕、肩痛、背痛、腰痛、腿痛、脚痛、手痛、失眠、胃痛、眼痛、打呼噜、舌头发硬、耳鸣耳聋、阵发性冒汗等症，以及颈椎病、腰椎病患者。

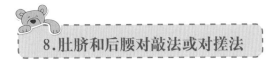

8.肚脐和后腰对敲法或对搓法

对敲法：轻轻握拳，一拳放在肚脐部位，另一拳放在肚脐正对的后腰部位，以舒服为度，同时进行敲击。

对搓法：一手放在肚脐部位，另一手放在肚脐正对的后腰部位，两手朝着相反的方向进行对搓。

此法可以帮助消化，调节胃肠功能，强健肾脏功能。

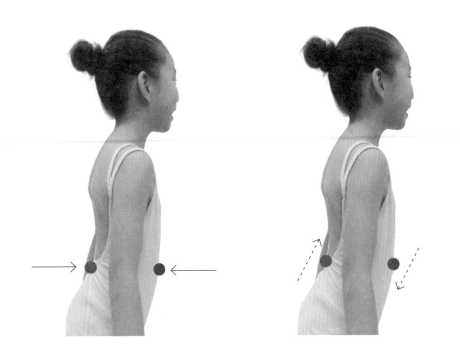

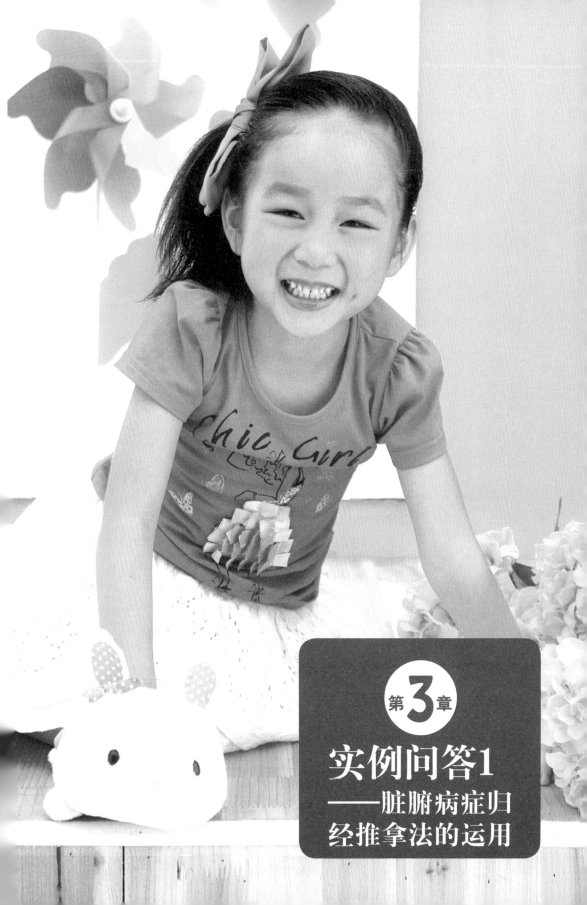

第**3**章

实例问答1
——脏腑病症归
经推拿法的运用

注：本章以实例问答的形式收录了张宇临床实践疗效显著的160套简易穴方（118～277号），1～117号穴方将在张宇老师的课堂上能学到。

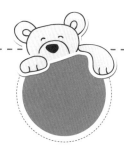

脏腑基本知识

1.人体有哪五脏？五脏：肝、心、脾、肺、肾。

2.人体有哪六腑？六腑：胆、小肠、胃、大肠、膀胱、三焦。其中，三焦是上焦、中焦、下焦的统称，不单独对应五行。

3.五脏五腑的表里关系：肝与胆相表里；心与小肠相表里；脾与胃相表里；肺与大肠相表里；肾与膀胱相表里。注：相表里的脏与腑属于同一个五行，脏为阴，腑为阳，比如肝和胆同属于五行中的木，肝为阴木，胆为阳木，其他以此类推。

4.五行与五脏、五腑、五指的对应关系：

五行：	木	火	土	金	水
	↑	↑	↑	↑	↑
五脏：	肝	心	脾	肺	肾
	↑	↑	↑	↑	↑
五腑：	胆	小肠	胃	大肠	膀胱
	↑	↑	↑	↑	↑
五指：	食指	中指	拇指	无名指	小指

5.五脏的相生关系：肝生心，心生脾，脾生肺，肺生肾，肾生肝。生者为母，被生者为子，母的好坏决定了子的健康，子的好坏也影响母的健康。

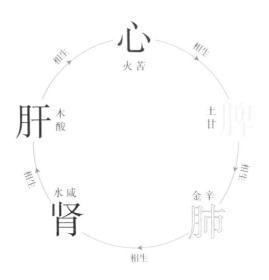

6.五脏的相克关系：肝克脾，心克肺，脾克肾，肺克肝，肾克心。"克"指克制其功能，使五脏保持平衡。克制对方太过会生病，克制对方不足也会生病。

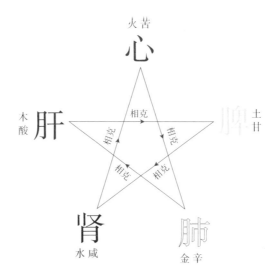

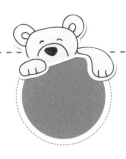

脏腑病症归经推拿法

脏腑病症归经推拿法，即根据患者表现的症状按照人体的脏腑经络进行归类，依据五指跟五脏、五腑、五行相互对应规律来推拿，以达到调理五脏六腑、恢复阴阳平衡、保持健康的目的。

脏腑病症归经推拿法运用时有以下注意事项：

❤ 脏腑相关病症中，并不是所有的不适症状都会同时出现，可能只出现一种症状或几种症状并见。

❤ 推拿后见到效果就要坚持调理，直到症状完全消失，还要再巩固调理2~3日。

❤ 如果推拿之后没有效果，说明没有对证，要重新辨证取穴。

❤ 因为孩子的皮肤、骨骼娇嫩，推拿时动作一定要轻柔，忌用力过大，以免伤及孩子的骨骼、肌肉或皮肤。大人可以先在自己的手上试一下力度，如果不疼，用在孩子身上的力度则比这种力度轻一半。

❤ 如果病情危重，请及时到医院就诊。在医院系统治疗的同时，配合推拿疗法，往往可以缩短疗程，促进康复。

❤ 推拿疗法对于常见病和一些疑难病的调理效果很好，但并不代表它可以包治百病。调理效果因人、因病不同。此外，辨证是否正确，取穴是否准确，有没有坚持调理，喂养是否得当，病情轻重等因素，都会影响调理效果。

总之，运用推拿疗法，经常实践，就会总结出适合自己和家人的保健方法和调病经验。由于张宇小儿推拿也适用于成人，因此以下内容有涉及成人的部分。那么，我们现在就开始学习如何对证调理吧！

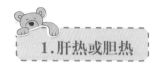

1.肝热或胆热

表现：烦躁，爱发脾气，两肋骨处胀或痛，头发稀少焦枯，脑震荡后颅压增高、昏睡，夜睡不安，脸红，血压高，眼红、肿、痛、痒，有黄眼屎，尿黄，便干，舌红苔黄，舌面干。

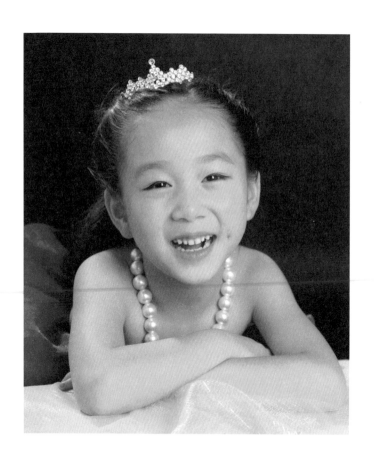

例1

【穴方118】回复 揉总筋5分钟，揉新阳池5分钟，揉肾纹10分钟，每日2次，别吃发物。

提问 您好，我儿子3岁3个月，最近经常无故流眼泪，有点眼屎。怀疑是泪囊炎，但通泪腺太恐怖了。请问张姐推拿疗法可以调理吗？谢谢。

例2

【穴方119】回复 揉新阳池5分钟，推下六腑4分钟，每日2次。

提问 张姐，我家1岁的宝宝爱抓扯别人的头发，爱尖叫，可以推哪里啊？求助。

例3

【穴方120】回复 揉小天心5分钟，推肾水7分钟，揉新阳池7分钟，推天河水3分钟，每日2次。

提问 张姐，宝宝刚刚从楼梯上摔下来，眉骨肿得很高，现在用冰块敷着。这次吓着了，应该怎么处理？

例4

【穴方121】回复 这病多因"上火"或生气所致，首先要控制情绪，清淡饮食，然后每天向下推两肋10分钟，横搓肝胆区、脾胃区各20分钟，泻新板门7分钟，揉新小横纹10分钟，推下六腑7分钟，每日2次。

提问 张姐，我婆婆患有胆囊息肉、肝囊肿、糜烂性胃炎、高血压，怎么办？

例5

【穴方122】回复 泻新板门5分钟，推天河水7分钟，推下六腑5分钟，每日2~3次。

提问 患了霰粒肿，好像现在又长了麦粒肿，挺大的疙瘩，每天早上起来，黄色的眼屎把眼睛都粘住了。怎么办？

例6

【穴方123】回复 肝经、脾经都经过大腿根，患儿的体内有湿热。推肾水5分钟，推天河水5分钟，泻新板门7分钟。每日2次。

提问 张姐，我儿子总是抓挠大腿根，说那里痒，可我看那里也没什么小疙瘩，现在皮肤都被挠破了，还伴有烦躁、哭闹，这是什么原因呢？

例7

【穴方124】回复 的确与摔跤有关，脑震荡后颅压会有不同程度的升高。揉新阳池7分钟，泻肺金5分钟，推天河水5分钟，每日2次。

提问 我家宝宝15个月，最近摔过两次跤，撞到了后脑勺，之后开始不睡午觉了，早上提前两个小时醒。是不是和摔跤有关？怎么推拿改善呢？谢谢。

例8

【穴方125】回复 很可能是中耳炎或外耳道湿疹。"上火"、伤食或外感都可以引起。泻新板门7分钟，推下六腑5分钟，每日2次。清淡饮食，若是母乳喂养，妈妈也要忌口。

提问 张姐，我家宝宝8个月，这几天晚上睡觉老是抓耳朵，狠命地抓，抓得很红很红，好像是她耳朵里面痒，但是又抓不到，很烦躁的样子。请问这是什么原因造成的？我该怎么办？谢谢！

例9

【穴方126】回复 肝气犯胃又刑肺，肺气克制不了肝气。清淡饮食，推天河水5分钟，清肺金7分钟，每日2次。

提问 张老师，我女儿只要一哭就出现嗓子沙哑，有时候还伴有干呕，请问这是什么原因导致的？该如何推拿调理呢？谢谢！

例10

【穴方127】回复 属于严重的血瘀。首先要调整心态，别生气，否则会导致气滞血瘀。清淡饮食，辣味食物和热性食物都不宜吃。每天坚持推前胸和腹部，从上向下，先中间后两边，各推15分钟。然后泻新板门10分钟，推天河水10分钟，推肾水20分钟，推下六腑10分钟，每日2次。

提问 请问我妈妈的舌头发黑，有黑点和裂缝，这属于血瘀吗？而且常常整夜失眠。她绝经很晚，患有严重的更年期综合征，曾患日光过敏和牛皮癣，本来肝功能就不好，还患有胃炎，如今胃寒得厉害。怎么办呢？

例11

【穴方128】回复 别总吃鱼和虾，鱼虾易生"火"，孩子阳气偏盛，火上加火，很容易生病。这种情况不能顺运左手内八卦，应推肾水10分钟，逆运左手内八卦10分钟，每日2次。

提问 张姐，我的孩子连续两晚分别在11点多、1点多干咳，咳嗽2~3次，醒来后很难哄入睡。此时正是胆经运行时，我做了顺运八卦，但效果不好，还需要注意什么呢？

例12

【穴方129】回复 揉新阳池10分钟，逆运左手内八卦10分钟，推下六腑5分钟，每日2~3次。

提问 张姐，化脓性中耳炎推拿可以调理吗？我家宝宝的耳朵好几个月都没好。

例13

【穴方130】回复 很可能是外耳道湿疹。推肾水5分钟，推天河水5分钟，泻新板门5分钟，泻肺金5分钟，每日2次。

提问 耳朵里痒痒的，怎么推拿调理呢？耳窝发红，夜里总挠醒。

例14

【穴方131】回复 揉小天心5分钟，泻新板门5分钟，揉总筋5分钟，揉新阳池5分钟，推下六腑5分钟，每日2~3次。

提问 老师急救！孩子"上火"了，耳朵疼，现在疼得睡不着觉，哭得要命，有什么好办法吗？

例15

【穴方132】回复 向下推肚子500下，泻新板门7分钟，推下六腑5分钟，揉二人上马5分钟，推天河水5分钟，每日2次。清淡饮食，勿吃荤腥、油腻、辛辣之品。

提问 张姐，我刚查出有子宫息肉，医生说要手术摘除，我不想动手术。请问推拿有办法调理吗？谢谢！

例16

【穴方133】回复 揉肾纹7分钟，揉精宁7分钟，每日2次。勿吃热性食物。

提问 张老师，小朋友患红眼病要推拿哪些穴位呀？

例17

【穴方134】回复 忌荤腥、油腻、辛辣之品，忌生气，忌熬夜，要吃早饭，晚饭少吃。向下推两肋10分钟，横搓肝胆区30分钟，每日2次。

提问 张姐，成人胆囊多发性结石用推拿的方法能调理吗？真的不想去做微创手术。

例18

【穴方135】回复 揉小天心5分钟，泻新板门5分钟，推下六腑3分钟，每日2次。妈妈忌食热性食物。

注：黄疸若呈鲜黄色可用此法，若呈暗黄色则不可用。

提问 张姐，请问推拿疗法可以帮助婴儿退黄疸吗？出生3个星期，纯母乳喂养，黄疸未退。

例19

【穴方136】回复 揉肾纹10分钟，推下六腑5分钟，每日2次。清淡饮食，忌食发物及刺激性食物。

提问 漂亮姐姐，我儿子5岁半，患结膜炎1个多月了，找西医看了两次，不见好转，眼里的红色分泌物很多，眼睛很痒，用了5种眼药水都没有好转，害怕伤眼睛啊！推拿会有帮助吗？

例20

【穴方137】回复 推天河水5分钟，推肾水10分钟，推下六腑5分钟，每日2次。清淡饮食。

提问 张姐，排卵期出血怎么推？

例21

【穴方138】回复 很多时候，生气没有用，还伤害自己的身体，贵在想开。揉肾纹10分钟，揉精宁10分钟，每日2~3次。勿吃热性食物。

提问 张老师好！因为生气，我的眼睛布满了血丝，就像出血一样，眼睛疼，帮我想想办法，多谢！

例22

【穴方139】回复 生气易致肝郁气滞。平躺着，向下推两肋15分钟。揉新小横纹10分钟，推下六腑5分钟。每日2次。

提问 张姐，我生气后觉得胆的位置有点疼，怎么推？

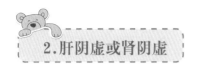

2.肝阴虚或肾阴虚

表现：生长发育迟缓，容易受到惊吓，腰酸无力，失眠或睡后易醒，口干，咽痛，眩晕，耳鸣，低热，盗汗，颧红，嘴唇鲜红，眼睛干涩，频繁眨眼睛，头动，嘴动，鼻子动，耸肩，多动症，注意力不集中，视力下降，小便黄，大便干，舌鲜红，少苔。

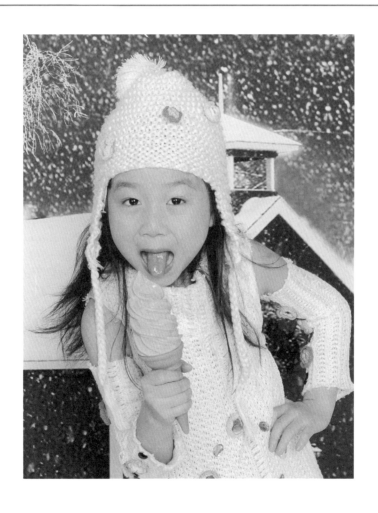

【穴方140】回复 跟肝血不足有关，不要再看电视了，否则会消耗掉大量的肝血，越看病越重，需修养一段时间。揉肾纹10分钟，推肾水10分钟，每日2次。

提问 张姐，我儿子小时候体检发现有散光，最近两天看电视时流眼泪，带去诊所看了一下，医生说"上火"了。睡觉起来眼睛都睁不开，被眼屎粘住了，用了点消炎药，可他刚才看了一会电视，就流了3次眼泪！请问这种情况和散光有关系吗？

【穴方141】回复 睡觉不踏实的原因有很多，可以尝试上下来回推肚子和后背各10分钟，晚饭少吃，最好是喝粥。如果是伤食导致的，可以泻新板门5分钟，推新四横纹各3分钟，每日2次。

提问 孩子睡觉老是不踏实，求老师帮忙。

【穴方142】回复 横搓肚脐10分钟，推肾水7分钟，推天河水5分钟，分推阴阳5分钟，每日2次。

提问 3个月的宝宝（母乳喂养），易受惊，最近经常放屁，大便偏稀，1日行1~2次。有时哭起来止不住，也不知道是不是肚子不舒服。张姐，这种情况该怎么推呢？

【穴方143】回复 算便秘，是脏腑的问题。推肾水10分钟，推下六腑5分钟，每日2次。

提问 张姐，我女儿（4岁）每天都大便，但都是一颗一颗或者一团一团的，很干很硬，请问这算便秘吗？吃益生菌也没效果，大量吃蔬菜水果也没用，是脏腑问题吗？

例5

【穴方144】回复 不宜长时间看电视和玩电脑，别吃荤腥、油腻、辛辣助热的食物，以免消耗肝血。刮上下眼眶各10分钟，揉阳白穴10分钟，揉肾纹10分钟，推肾水10分钟，每日2次。

提问 张姐，视力不好，推哪儿啊？我家孩子5岁半，右眼视力才0.6。

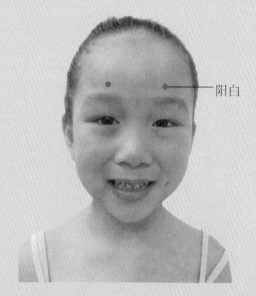

阳白

例6

【穴方145】回复 指甲有横纹是肝血不足的表现，脾胃吸收不好导致的。地图舌要看舌苔缺失在什么位置，舌尖代表心肺，舌中代表脾胃，舌根代表肾和膀胱，舌的左边代表肝，右边代表胆。每天横搓上腹部10分钟，每日2次。具体取哪些穴位还要看是什么病症，辨证调理。

提问 张姐，我家孩子的指甲上有横纹，还有地图舌，是怎么回事？

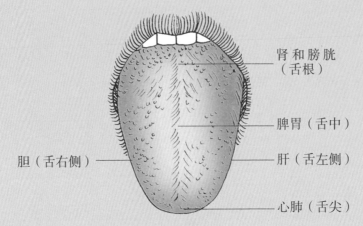

- 肾和膀胱（舌根）
- 脾胃（舌中）
- 胆（舌右侧）
- 肝（舌左侧）
- 心肺（舌尖）

例7

【穴方146】回复 促进脾胃吸收，增加气血生化之源，这是调病的根本。不要吃肥甘厚腻之品，以免消耗肝阴，阴血不足则不能濡养头发。泻新板门7分钟，推肾水10分钟，横搓脾胃区、肝胆区各10分钟，每日2次。

提问 张姐，我的孩子5岁了，头发稀少，又枯又黄，这是怎么回事？

例8

【穴方147】回复 揉小天心5分钟，推肾水7分钟，推天河水3分钟，分推阴阳2分钟，每日2次。症状消失后就可停止推拿了。

提问 张姐你好，我家闺女1个月前被同层的几只小狗吓着了，从那时开始，出门时总不肯下地走路，总说害怕，很难哄入睡。请问有什么方法可以缓解症状？她最近特别胆小。多谢！

例9

【穴方148】回复 揉小天心10分钟，推肾水15分钟，上下来回推肚子10分钟，每日2次，可以促进脾胃吸收营养。同时，用十指干梳头，可以促进脑部的血液循环，使头发得到血液的濡养，进而保持乌黑亮丽。

提问 张姐，我产后一直有些肾虚，现在发际线处有白发了，头发明显没有以前粗了，而且容易掉。求您介绍一些平时可以做的推拿手法，谢谢！

例10

【穴方149】回复 忌食所有荤腥、油炸、辛辣、热性之品。推下六腑7分钟，推肾水20分钟，推天河水7分钟，每日2~3次。

提问 张姐，我的好朋友30岁了，得了干眼症，请问能用推拿调理吗？能否告诉手法，看她现在太难受了，整天躺在床上，睁不开眼睛，谢谢！

例11

回复 肾精足了就可以化为肝血，肝血足了就可以濡养眼睛，看东西就会清楚了。通常来说，推拿疗法对眼疾的调理效果很好。

【穴方150】提问 根据您的指导给孩子推拿，揉肾纹7分钟，推肾水10分钟，每日2次。孩子原来是380度的弱视，最近有了改善，出门竟然不用戴眼镜了，换了平常不戴眼镜可看不清路啊！真是太棒了！

例12

【穴方151】回复 多因肝肾阴虚所致，忌食热性的食物。横搓肚子10分钟，推肾水10分钟，推天河水5分钟，每日2次。

提问 最近发现自己的牙龈有些萎缩，是因为气血不足吗？

例13

【穴方152】回复 由于是母乳喂养，妈妈的饮食要清淡，不吃辣食。停喂苹果泥，推肾水15分钟，每日2次。

提问 着急万分！宝贝8个月，每天吃苹果泥，便秘已十几天，起初三五天没拉，只好用开塞露，好不容易拉出一点，跟石头一样硬，肛门都流血了。辅食也不爱吃了，基本上只吃母乳。跪求良方，感激啊！

例14

【穴方153】回复 很可能患了帕金森综合征，因严重的肝血亏虚，动了肝风所致。推天河水7分钟，推肾水30分钟，每日2~3次。

提问 张姐，再麻烦您，我妈62岁了，最近我发现她坐着不动或站着不动的时候，脑袋会不由自主地轻微抖动，她自己都不知道。这是怎么回事？怎么调？

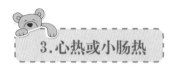

3.心热或小肠热

表现：尿热、尿痛或尿血，少尿或无尿，尿黄臭，大便干硬，外阴红肿瘙痒，烦躁，爱哭闹，说梦话，盗汗，脸红，口腔溃疡，口臭，腹痛，腹泻。

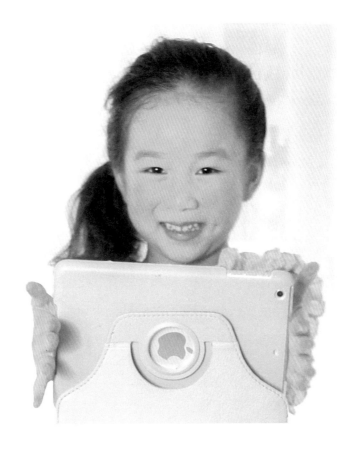

例1

【穴方154】回复 白天属阳，孩子的体内有热，遇阳则热盛，导致阳不入阴，睡不着。平躺着，向下推肚子200下，揉新阳池5分钟，每日2次。

提问 张姐，我快被宝宝的午睡问题烦死了。宝宝中午吃了一个小时的母乳后总睡不沉，之后她就不睡了，晚上就不会这样，是"上火"导致的吗？小的时候就经常白天不睡觉，明明很困但就是睡不沉，听到一点小动静就会醒。现在都19个月了，白天睡眠情况仍不是很好。

例2

【穴方155】回复 心脾有热。揉总筋7分钟，推天河水5分钟，泻新板门7分钟，每日2次。

提问 张姐，说话口齿不清，平时爱"上火"，在中医里怎么看？怎么处理？

例3

【穴方156】回复 心气郁结所致。横搓患处，有空就做，前提是不能生气。揉总筋10分钟，揉新小横纹10分钟，每日2次。

提问 张姐，请教一个问题，在我的膻中穴下方5厘米偏左一点，一按就痛，好像有硬块，要紧吗？怎么办？

例4

【穴方157】回复 肝胆火旺，热扰心神，引起睡眠不安。揉总筋7分钟，逆运左手内八卦10分钟，泻肺金7分钟，每日2次。

提问 老师，孩子过了晚上12点就哭，抱着还哭，总睡不好，该怎么推？不知道这是为什么？

例5

【穴方158】回复 导致鹅口疮的原因：一是过用抗生素导致菌群失调，二是心火旺。泻新板门5分钟，揉总筋5分钟，推天河水5分钟，每日2~3次。

提问 张姐，我带宝宝去看中医了，她嘴里现在长了好多鹅口疮，医生说这是消化的问题，这样的话，我该怎么做？

例6

【穴方159】回复 因心热所致。推肾水7分钟，推天河水5分钟，揉总筋5分钟，每日2次。

提问 张姐，我家孩子心跳快，大便干，小便黄，反复感冒，舌红，怎么推？

例7

【穴方160】回复 虽然不吃肉，但饭量大同样会导致积食。泻新板门5分钟，推新四横纹各5分钟，揉总筋5分钟，每日2次。由于是母乳喂养，妈妈忌食荤腥、油腻、辛辣之品。

提问 我女儿11个月，这几天晚上闹人，晚上1点半左右来回翻腾。母乳喂养，饭量好，没让吃肉。这是怎么回事啊？这几天一直睡不好，痛苦啊！

例8

【穴方161】回复 因心包经有热所致。揉总筋7分钟，揉小天心7分钟，揉新阳池7分钟，每日2次。由于是母乳喂养，妈妈不要吃荤腥等助热食物。

提问 张姐，我家宝宝（男孩）3个月了，母乳喂养。最近每天晚上八九点都要哭闹很久，每次都哭得喘不过气来，闭着眼，红着脸，死命哭。请问这是怎么了？推拿能调理吗？

例9

【穴方162】回复 心经瘀热所致。揉总筋7分钟，推下六腑5分钟，横搓前胸、后背各5~10分钟，叩拍或搓胳膊、大腿各5~10

分钟，每日2次，坚持调理。

提问 张姐，求助！女儿舌头下面的筋有些黑紫，怎么回事啊？有点吓人啊！

例10

【穴方163】回复 揉新阳池7分钟，揉总筋7分钟，推下六腑4分钟，每日2~3次。

提问 张姐，6岁的男宝宝容易流鼻血，大便干，入睡有点困难，怎么推？

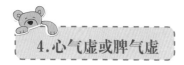

4.心气虚或脾气虚

表现：时常心慌不安，记忆力减退，睡后易醒，醒后再次入睡困难，多梦，面黄，腹胀，食欲差，瘦弱，发育迟缓，没有精神，乏力，尿床，尿液清长，尿血，便血，大便稀溏或软、无味，皮下出血，鼻出血，胃肠出血，女性月经淋漓不尽，月经量多，月经延迟，闭经，舌淡胖嫩，舌苔白，或舌面上水多。

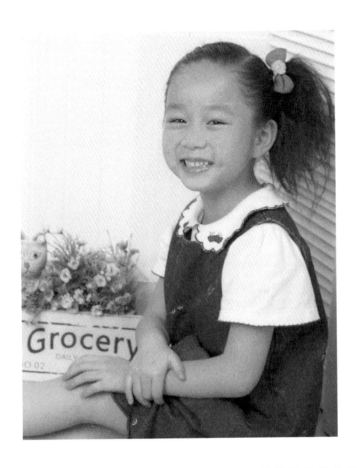

例1

【穴方164】回复 揉新肾顶10分钟，每日2次。

提问 张姐您好，宝宝19个月，睡觉时盗汗，白天从不出汗，平时体质较差，也不怎么长头发。请问推什么穴位可以止住盗汗？谢谢！

例2

【穴方165】回复 推脾土5分钟，揉新肾顶7分钟，每日2次。

提问 张姐，我家宝宝10个月大，半夜总醒，出汗多，舌苔厚、发白，我该怎么推拿？

【穴方166】回复 推脾土5分钟，逆运左手内八卦3分钟，揉新肾顶5分钟，每日2次。

提问 张姐，孩子这两天胃口很不好，不爱吃东西，还出虚汗，伴有几声咳嗽，舌苔白，大便正常。怎么办？

【穴方167】回复 能。此因心气不足，心肌受累所致。推肾水7分钟，推脾土7分钟，横搓心前区10分钟，每日2次。

提问 女儿2岁3个月，从小睡觉时爱出长气，上个月发热，心电图检查示心律不齐和Ⅰ度房室传导阻滞，但医生又说发热也会引起这些症状。请问睡觉时出长气推拿能调理吗？

【穴方168】回复 此属经络空虚。推上三关7分钟，揉外劳宫4分钟，每日2次。用胸背部和腰骶部撞门框，每次坚持20分钟，把体内的阳气泛起来，会好的。

提问 张姐，我产后怕风怕冷，头痛，推拿能调理吗？

【穴方169】回复 岁数大的人气血不足，怕累，平常多分担些家务活，别让老人家累着。推肾水10分钟，推上三关10分钟，揉新肾顶10分钟，每日2次。横搓前胸，每日20分钟。

提问 张姐，我妈劳累后就会心动过缓，出现胸闷气短、无力，平时挺好的。血脂偏高，血压不高。经多方治疗一直不见好转，推拿有什么好办法吗？

例7

【穴方170】回复 穴方不变，继续坚持推拿，再加上横搓心前区10分钟，每日2次，别吃冷的食物。

提问 亲爱的张姐，用了您给开的穴方十来天了，我女儿叹气的次数少多了，可是现在每天还会有那么几声没断根，请问是继续用原方还是需要调整呢？谢谢！

例8

【穴方171】回复 心阳不足所致。补脾土7分钟，揉新肾顶7分钟，每日2次。

提问 张姐，昨晚孩子半夜头上冒虚汗，而且连着几天叹气，不知道是怎么回事？

例9

【穴方172】回复 由于心阳不足，不能很好地濡养小肠，导致小肠阳气不足，影响了消化功能。推脾土7分钟，顺运内八卦3分钟，揉外劳宫6分钟，横搓肚脐和腰部各10分钟，每日2次。症状消失后再调理3天，以巩固疗效。

提问 张姐，我家孩子2岁了，有先天性心脏病，活动时爱出汗，吃得很少，大便每天2~3次，每次拉得不多，不成形，一拉出来就散了，一吃水果就拉水。怎么办？

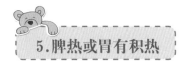

例10

【穴方173】回复 推肾水7分钟，推脾土7分钟，推上三关7分钟，揉新肾顶7分钟，每日2次。忌食生、冷、寒、凉之品。每天坚持横搓肚脐和腰部。

提问 张姐，我家孩子3岁半，反复感冒而引起心肌受累，每天都能听到她叹气，有时突然深吸一口气。不愿走路，走一会儿就说累。平时手脚凉，大便不干，尿不黄，吃饭一般。睡觉时爱出汗，平时爱感冒，流清鼻涕，咳嗽。怎么推?

5.脾热或胃有积热

表现：不爱吃饭，口臭，口腔溃疡，流口水呈拉丝样，脾气暴躁，手足心热，呕吐，腹泻，唇干、红、肿、裂、起皮，爱喝水，尿黄有味，大便干结、味大。

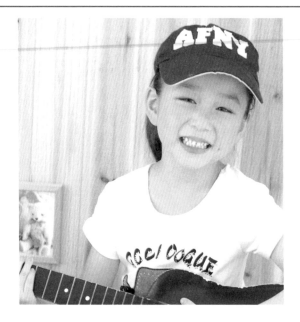

例1

【穴方174】回复 泻新板门7分钟，推新四横纹各3分钟，揉总筋5分钟，泻肺金5分钟，每日2~3次。

提问 孩子3岁3个月，这两天手脚冰凉，穿得不少，一直不出汗，没胃口。先是出现呕吐、低热，然后给她泡脚，令其出汗降温，之后精神一直不好，口臭。白天还好，晚上睡觉很不踏实，不停地哭闹。去医院检查，医生说有炎症，吃了消炎药和消食片，一直不见好转，急求好办法！

例2

回复 对证了就会见效。

【穴方175】提问 我按照张姐的穴方（泻新板门5分钟，推新四横纹各5分钟，泻肺金5分钟，每日2~3次）给儿子推拿了两天，咳嗽基本止住了，偶尔还有点清鼻涕。更让我惊讶的是，一向胃口不好的宝宝胃口大开，竟然频频向我讨吃的，不得不感叹中医的神奇，谢谢张姐的无私亲授。

例3

【穴方176】回复 揉新阳池5分钟，泻新板门5分钟，泻肺金5分钟，推天河水5分钟，每日2次。

提问 张姐您好，宝宝9个月零两天，纯母乳+辅食喂养，流口水呈拉丝样，白天睡觉轻且短，一般睡40~60分钟，稍有动静就会醒，醒后哭闹。晚上是先侧睡后趴睡，夜醒频繁，超过3次，含乳才能再入睡。舌苔黄，大便正常，鼻梁发青，流清且黏的鼻涕近1周，求方，谢谢！

例4

【穴方177】回复 吃五谷杂粮和果蔬，荤腥之品停食半年，调养体质。向上推鼻子10分钟，泻新板门7分钟，推下六腑5分钟，每日2次。

提问 过敏性鼻炎的小孩推什么穴位？另外，饮食上需要注意什么？孩子4岁，谢谢！

例5

【穴方178】回复 揉总筋5分钟，揉新阳池5分钟，泻新板门7分钟，每日2次。

提问 张姐，孩子的嘴唇很红，手足心热，口腔溃疡，该怎么办啊？

例6

【穴方179】回复 是内火旺。泻新板门7分钟，清新四横纹各5分钟，泻肺金10分钟，推下六腑5分钟，每日2次。

提问 张姐，我儿子这两天晨起时口气闻起来像铁锈一般，嘴唇通红，舌苔黄，大便干结，是不是内火旺？我应该怎么推拿？谢谢。

例7

【穴方180】回复 推肾水5分钟，推天河水5分钟，泻新板门7分钟，推下六腑5分钟，每日2次。注意：若所选穴位处有疹子则不宜推拿。

提问 张姐，孩子昨晚被确诊为手足口病，不发热，只是口腔、手、足和肛周有少量疹子，有点咳嗽。如何按摩？

例8

【穴方181】回复 是内热。清新板门10分钟，每日2次。

提问 10天前我家小宝发热，经调理热已退，现在胃口超大，但是基础体温比较高，37.2℃左右，手心热，口臭，晚上睡不沉。是内热吗？怎么推？

例9

【穴方182】回复 必须按时作息。不要吃荤腥和辛辣之品，否则会加重病情，有的疱疹就是吃出来的。泻新板门10分钟，推下六腑10分钟，推天河水10分钟，每日3次。

提问 您好！一直关注您的微博。我爸57岁，工作很忙，不好好休息。1周前腰腹部出现皮肤痛，然后又发了痘，医院皮肤科大夫说是疱疹，开了炉甘石洗剂和一个口服的西药。可是，1周过去了还是不见好转，晚上痛得睡不着觉。请问有何好办法？多谢！

例10

【穴方183】回复 胃热所致。清淡饮食，忌食荤腥、油腻、辛辣之品。若是母乳喂养，妈妈也要忌口。泻新板门7分钟，揉肾纹7分钟，揉精宁7分钟，每日2次。

提问 您好，我家大宝左下眼睑红肿，医生诊断为麦粒肿，开了红霉素眼膏、托百士妥布霉素滴眼液、头孢克肟颗粒。昨天开始用药，但没吃头孢，只用了外用药。请问这是怎么回事？有没有其他更好的调理方法？盼回复，十分感谢。

例11

【穴方184】回复 鸡肉是发物，由于孩子是母乳喂养，肯定也会受到影响。孩子的推拿手法：泻新板门7分钟，推下六腑3分钟，每日2次。妈妈的推拿手法：泻新板门10分钟，推下六腑10分钟，每日2次。

提问 孩子是母乳喂养，我现在"上火"了，喉咙很痛，肯定是喝鸡汤导致的，怎么办？

例12

【穴方185】回复 推拿可以调理。泻新板门7分钟，推新四横纹各5分钟，推下六腑7分钟，每日2次。忌食荤腥、油腻、辛辣之品。

提问 张姐，大人患了唇炎，推拿可以调理吗？因为在哺乳期，又不能吃药，现在唇部脱皮开裂，很痛苦啊！

例13

【穴方186】回复 揉总筋5分钟，推下六腑5分钟，每日2次。

提问 张姐，我家小囡的牙龈上长了一颗口腔溃疡，今天哭闹一天了。帮个忙，指点一下怎么推？

例14

【穴方187】回复 此为积食导致的磨牙。推新四横纹各5分钟，泻肺金5分钟，每日2次。

提问 张姐，6岁的孩子晚上睡觉时使劲咬牙，说梦话，口臭。这是怎么回事？现在每天给他搓后背、推肚子，还需做点什么吗？

【穴方188】回复 这孩子的胎毒太大了，孕期、哺乳期的饮食和情志调养太重要了！推天河水10分钟，泻新板门10分钟，泻肺金10分钟，推下六腑10分钟，每日2次。如果是母乳喂养，妈妈一定要忌食一切热性食物！

提问 帮朋友家的宝宝求助！1个多月来宝宝全身皮肤溃烂流脓，跑遍当地医院也查不出原因，到上海求助医生也没法确诊！请问有什么好办法吗？希望宝宝快点好起来。

例16

【穴方189】回复 不要再吃大热的荔枝了。揉新阳池10分钟，推下六腑7分钟，叩拍双侧委中5分钟，每日2次。

提问 张姐，我女儿两岁多，手脚心从小就很热，脾气急躁，爱吃荔枝，爱流鼻血，昨天又吃了荔枝，晚上就又流鼻血了（这是第5次了）。怎么办？

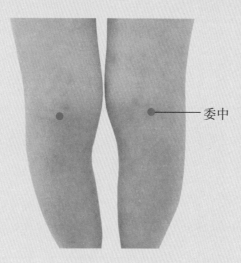

委中

例17

【穴方190】回复 这是吃虾和黄鳝发物引起的皮疹。小孩体内阳气偏旺，不要吃发物等助火食物。如果是母乳喂养，妈妈也要忌口。推新四横纹各5分钟，泻肺金7分钟，推下六腑5分钟，每日2次。

提问 我家孩子晚上吃了4只虾，5小节黄鳝，喝了点汤。第二天凌晨出现低热，早上八九点皮肤上出现红点，背部、手臂、大腿、脚背皮肤都有红点，食欲不振，口臭，经常挠耳朵。请问这是怎么回事？谢谢。

例18

【穴方191】回复 脾胃湿热所致。泻新板门7分钟，每日2次，别吃甜食。

提问 张姐，我家孩子18个月，嘴巴周围出现很多白色小颗粒，鼻翼上也有一颗，这是什么情况？该怎么推？

6.胃肠虚寒

表现：没有食欲，食后腹胀，爱肚子痛，怕冷，四肢凉，喜欢热乎暖和，不愿喝水，大便稀溏或软，或多日不便，大便不干也不臭，四肢经常肿胀，休息后缓解，小便清长或排尿时使劲，女性白带多而清稀，舌淡胖嫩，苔白，舌面水多。

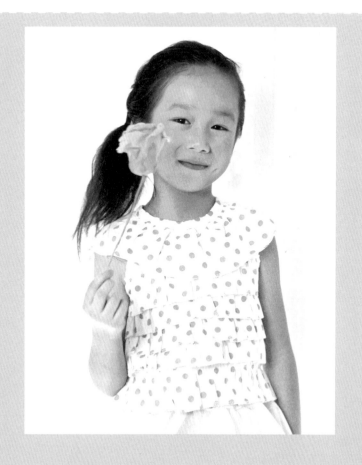

例1

【穴方192】回复 喝点生姜红糖水。推脾土7分钟，揉外劳宫4分钟，每日2次。

提问 张姐，我儿子1岁，胃口还行，但是感觉吃进去的东西不消化，经常便出菜叶什么的。近3个月体重增长不明显，口臭，舌苔白。今天早上空腹喝了一小口凉水，就吐了3次，胃口差，除了母乳外几乎没怎么吃东西，大便1次，稍稀。请问要怎么处理？

例2

【穴方193】回复 推脾土7分钟，揉一窝风5分钟，揉外劳宫4

分钟，每日2次。

提问 张姐，昨晚宝宝突然吐了两次，色清，没有浊物，味酸不臭，精神好，二便正常，舌苔正常，四肢温，不咳嗽，没痰，也不发热。怎么办？

例3

【穴方194】**回复** 能。揉外劳宫8分钟，横搓腹部10分钟，每日2次。

提问 张姐，小孩吃得多拉得多，感觉吸收不好，身高正常，看上去有点瘦，脸色不红润，不知能否用推拿的方法调理？

例4

【穴方195】**回复** 横搓肚脐10分钟，推新四横纹各3分钟，揉外劳宫6分钟，每日2次。

提问 张姐，女儿昨天早上起床后不久喊肚子痛，还干呕，要我帮她揉肚子，揉后肚子就不疼了。快吃完饭时出现恶心，舌苔白，舌根处厚，大便臭，便头干，后段正常，晚上睡觉爱动。该怎么办？

例5

【穴方196】**回复** 推脾土7分钟，每日2次。

提问 我女儿晚上睡觉可能着凉了，早上起来什么都吃不下，一吃就吐，怎么办？

例6

【穴方197】回复 能。晚饭少吃，上下来回推肚子有很好的减肥作用。

提问 张姐，小儿肥胖除了控制饮食和加强运动外，推拿能否有效？

例7

【穴方198】回复 推脾土5分钟，揉外劳宫5分钟，顺运内八卦3分钟，每日2次。

提问 张姐，我儿子拉肚子12天了，也打针吃药了，一直没有明显的改善。化验大便示脂肪球（++），没有细菌和病毒，我是不是应该做些推拿呢？现在每天拉6~10次，黄色水样便，没有臭味。我都快急死了，帮帮我！

例8

【穴方199】回复 推脾土7分钟，揉外劳宫6分钟，每日2次。

提问 我女儿今年8岁半，从小胃口就不好，脸色发黄，有眼袋，比同龄儿童瘦小。手脚爱出汗，汗量很大，夏天容易长湿疹，见于手指缝、脚上、手肘窝、膝盖窝、脖子。请指点，谢谢！

例9

【穴方200】回复 胃强脾弱所致。推新四横纹各2分钟，顺运左手内八卦5分钟，每日2次。

提问 张姐你好，我家孩子两岁半，胃口一直很好，就是吃得多，但不见长肉，而且吃完饭过半小时就拉了，请问该怎么处理？

例10

【穴方201】回复 揉外劳宫8分钟，每日2次。

提问 你好张姐，我家宝宝拉肚子两天了，可能是着凉了，拉绿色稀便，一天拉了五六次，该如何推拿呢？

例11

【穴方202】回复 生冷瓜果伤脾，将水果停一段时间。推脾土5分钟，揉外劳宫6分钟，横搓肚脐5分钟，每日2次。

提问 张姐，我女儿很讨厌吃饭，就爱吃水果，推哪儿呀？谢谢。

例12

【穴方203】回复 每天早、晚各横搓肚脐10分钟。揉外劳宫6分钟，顺运左手内八卦6分钟，每日2次。

提问 张姐，我经常吃完饭就拉肚子，每天早上4点多钟也拉肚子，大便是稀的、黏的，不臭，每次大便时肚子有点疼。我该怎么推？多谢。

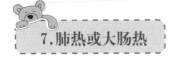

7.肺热或大肠热

表现：发热，鼻塞，咳嗽，流涕，咯黄绿色痰，甚至痰中带血或脓痰，有腥臭味，胸痛，肛门红肿热痛，腹痛，急性腹泻，或便脓血，或便秘，口渴，口臭，尿少、尿黄，舌红，苔黄厚。

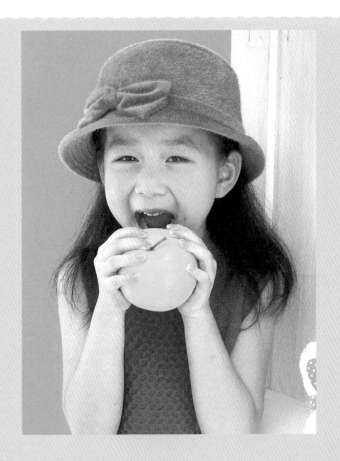

例1

【穴方204】回复 向下推胸部15分钟，揉合谷10分钟，推下六腑10分钟，每日2次。

提问 这几天喉咙痛，咳嗽，睡眠质量差，便秘，痛苦死了，推什么穴位可以缓解一下？

例2

【穴方205】回复 推天河水5分钟，揉新阳池10分钟，逆运左手内八卦10分钟，每日2次。

提问 张姐，我儿子8岁，前两天有感冒症状，舌苔薄，舌尖红，鼻塞，流清涕，今天开始咳嗽加剧，有点喘音，麻烦张姐指点一下。

例3

【穴方206】回复 泻新板门7分钟，逆运左手内八卦10分钟，推下六腑5分钟，推天河水5分钟，每日2次。

提问 孩子呕吐、腹泻，什么都不吃，没有精神，中耳炎发作，听力下降，发热，舌红苔黄。患有抽动症、腺样体肥大。该怎么推？

例4

【穴方207】回复 泻新板门7分钟，泻肺金10分钟，每日2~3次。

提问 宝宝快4岁了，最近鼻塞严重，整晚睡觉打呼噜，不流鼻涕，早、晚有点咳嗽。怎么办？

例5

【穴方208】回复 揉合谷5分钟，推小肠10分钟，泻大肠7分钟，每日2~3次。孩子尿少，要喝补液盐口服液，药店有售，以免发生脱水。

提问 我儿子20个月，腹泻4天了，医生开了思密达和益生菌，但晚上喝的白粥都吐出来了。不发热，精神还可以，但是尿少。请问有什么好办法吗？

例6

【穴方209】回复 多喝温水、绿豆水，吃大白菜、小白菜，泡脚，别吃发物。泻新板门7分钟，推小肠10分钟，清大肠10分钟，每日2次。

【提问】请问1岁的孩子打完水痘疫苗后发热、拉肚子，怎么推？谢谢。

例7

【穴方210】【回复】揉合谷10分钟，推下六腑10分钟，每日2~3次。

【提问】张姐，大人感冒了，嗓子疼，有点黄痰，怎么推？

例8

【穴方211】【回复】逆运左手内八卦20分钟，泻肺金10分钟，每日2~3次。

【提问】张姐，急性支气管炎发作真可怕，孩子不停地咳，小脸涨得通红，该怎么处理？

例9

【穴方212】【回复】泻新板门7分钟，泻肺金7分钟，泻大肠10分钟，推下六腑5分钟，每日2次。忌食所有热性食物。如果是母乳喂养，妈妈也要忌口。

【提问】宝宝肛周脓肿，1个多月了，便后加重，总是反复。每天涂百多邦好几次，总不见好。这样下去太折磨人了，有没有别的办法？

例10

【穴方213】回复 泻新板门7分钟，推下六腑7分钟，推天河水5分钟，每日2次。患湿疹时，鱼、虾、蛋、肉都不能吃。如果是母乳喂养，妈妈也要忌口。

提问 孩子患有湿疹，反反复复，时好时坏，主要出现在左侧脸颊和下巴，遇热或者风吹，还有吃鱼、蛋、虾后，感觉会严重。该怎么推？

例11

【穴方214】回复 逆运左手内八卦7分钟，推小肠7分钟，横搓肚脐5分钟，每日2次。由于是母乳喂养，妈妈饮食宜清淡。

提问 求助！80天的宝宝（母乳喂养）经常腹泻，水便或蛋花便，吐奶像喷泉一样。化验大便示轮状病毒阳性。宝宝食欲不振，精神还可以。怎么推？

例12

【穴方215】回复 泻大肠15分钟，推下六腑5分钟，每日2次。

提问 请教张姐，1岁的宝宝肛周脓肿1周多，涂了金霉素眼膏后，红肿减轻。另外，1周前打了麻疹疫苗后出现荨麻疹，偶见不明红疹。该怎么推？

例13

【穴方216】回复 推天河水7分钟，泻新板门7分钟，逆运左手内八卦15分钟，泻肺金7分钟，推下六腑7分钟，每日3~4次，会好的。

提问 张姐，同学家的儿子患了肺炎，高热（40℃），5天了，咳嗽导致毛细血管破裂吐血，现在正输液，病情反复，请问推拿能调理吗？

例14

【穴方217】回复 别给孩子捂多了！揉新阳池7分钟，泻肺金5分钟，推肾水7分钟，每日2次。

提问 张姐，3个月的宝宝脸上的皮肤特别干燥、起皮，鼻塞，有鼻屎，还有湿疹。该怎么推拿？谢谢！

例15

【穴方218】回复 泻新板门7分钟，泻肺金7分钟，向上推鼻子、揉迎香各10分钟，每日2次。

提问 张姐，3岁半的男孩因感冒引发鼻窦炎，该怎么推拿？非常感谢！

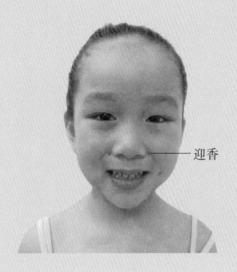
———迎香

【穴方219】回复 平时饮食宜清淡。推新四横纹各10分钟，推肾水10分钟，推下六腑7分钟，每日2次。

提问 张姐，我老公早上刷牙时经常满口牙血，平时吃苹果也很容易发生牙龈出血，便秘，还有痔疮，口臭，舌苔薄黄。除了推肚子，还要怎么推？谢谢！

例17

【穴方220】回复 揉合谷10分钟，泻肺金7分钟，每日2~3次。

提问 我家宝宝这两天喉咙发炎，总是哼哼、哭闹，请问有没有什么好办法？谢谢。

例18

【穴方221】回复 应该让疹出透。推小肠10分钟，泻大肠5分钟，横搓肚脐5分钟，每日2次。水果、荤腥之品都要停掉。

提问 张姐，我的外孙女出疹子了，现在拉肚子，该怎么推？

例19

【穴方222】回复 清淡饮食，菜里除了油和盐，其他调料都不宜放。泻肺金10分钟，推下六腑7分钟，每日2~3次。

提问 张姐，求救！我皮肤过敏十多年了，最近加重。先是起小疙瘩，很痒，一挠就开始冒水，现在是哺乳期，所以不敢用药，有什么好办法吗？

例20

【穴方223】回复 揉二扇门7分钟，揉总筋7分钟，推新四横纹各5分钟，推下六腑7分钟，每日2~3次。清淡饮食，勿吃助热食物。

提问 张姐，我家宝宝15个月，继上周低热后今早出现高热，医生说是细菌感染所致。吃药也不见好转，宝宝胃口不好。怎么办？

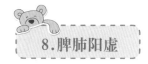

8. 脾肺阳虚

表现：出虚汗，不爱吃饭，腹胀，久咳，痰白稀而多，气短，哮喘，说话声小，易疲劳，眼泡水肿，四肢浮肿或凉沉，脸色白，嗜睡，乏力，尿液清长，尿床，便溏，排便无力，舌淡胖，苔白水滑。

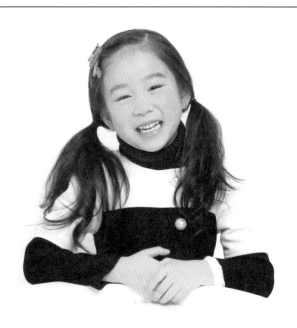

例1

【穴方224】回复 横搓前胸、后背各10分钟，推脾土7分钟，逆运左手内八卦5分钟，揉外劳宫8分钟，揉新肾顶8分钟，每日2次。

提问 两岁的男孩，患有过敏性哮喘，不能接触冷空气，一直吃西替利嗪和孟鲁斯特钠，不能停，一停就咳嗽。稍微活动就出汗，手脚凉，有什么好办法吗？

例2

【穴方225】回复 推上三关5分钟，揉外劳宫6分钟，每日2次。

提问 张姐，孩子感冒了，流清鼻涕，咯白痰，不爱吃饭，肚子疼，爱出汗，大便稀、不臭，小便正常。该怎么推？谢谢。

例3

【穴方226】回复 横搓前胸、后背各10分钟，速度宜慢。补脾土7分钟，揉外劳宫6分钟，每日2次。

提问 我家孩子是过敏体质，咳嗽将近1个月了，每天半夜4点多开始咳嗽，吐白痰，该推哪里？

例4

【穴方227】回复 脾有湿，脾肺阳虚。推脾土5分钟，揉新肾顶7分钟，每日2次。

提问 张姐，我最近手汗、脚汗特别多，怎么回事？如何调理？

例5

【穴方228】回复 有点中气下陷，受纳过度。顺运左手内八卦5分钟，每日2次。

提问 两岁的宝宝最近1周不知怎么了，特恋奶粉，一上午喝三四次，每次能喝280毫升，不给喝就哭，晚上睡觉爱趴着。这是怎么回事？有没有什么好办法？

例6

【穴方229】回复 脾虚导致肺虚。推脾土5分钟，逆运左手内八卦5分钟，揉新小横纹5分钟，揉外劳宫5分钟，横搓前胸、后背各10分钟，每日2次。

提问 张姐，我家孩子上吐下泻之后，一动就咳嗽，气管丝丝响，不爱吃饭，大便一天一次，不干也不臭，尿不黄，舌不红，舌苔有点白，舌面湿润。该怎么推？

例7

【穴方230】回复 水果喂早了、喂多了，伤了脾胃阳气，脾湿生痰，导致咯痰。推脾土7分钟，推上三关5分钟，揉外劳宫6分钟，横搓肚脐、脾胃区各10分钟，每日2次。忌吃生冷水果或喝冷饮。

提问 张姐，我家宝宝2岁6个月，总咳嗽，嗓子有痰，吐出来的痰是白色的，大便3天1次，不干，在便盆上蹲半天才能拉出来。每天吃两根香蕉，一个苹果，适量菠菜，但大便还是费劲。这是怎么回事？怎么推？

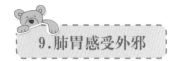

例8

【穴方231】回复 孩子脾胃阳气不足，进食生冷之品易耗散脾胃阳气，导致脾胃虚寒，寒气使胃肠痉挛而引起腹痛。脾寒导致肺寒就会出现咳嗽。为了保养脾胃，不宜吃生冷之品。分推阳穴5分钟，推脾土7分钟，每日2次。

提问 张姐，我家孩子一吃水果或喝冷饮就说肚子痛，然后就咳嗽，是怎么回事？怎么推？

9.肺胃感受外邪

表现：咽痛，流涕（或黄或绿或清），头痛，没有食欲，恶心，呕吐，腹泻，或便秘，口舌生疮，口臭，发热，口渴，心烦易怒，浑身疼痛，大便干，小便黄，舌苔黄或白。

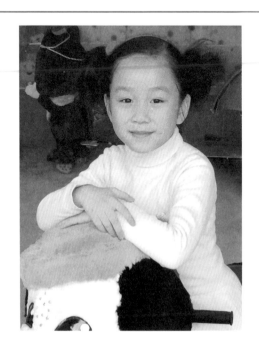

例1

【穴方232】回复 泡脚10分钟，上下来回推鼻子10分钟，泻新板门7分钟，揉一窝风7分钟，每日2次。

提问 请问：宝宝患风寒感冒第6天了，鼻涕还是流得厉害，晚上睡觉时鼻子发出呼呼的声音。请问要如何推拿？谢谢。

例2

【穴方233】回复 泡脚10分钟，揉小天心7分钟，揉一窝风7分钟，每日2~3次。

提问 张姐，我儿子流清鼻涕，打喷嚏，暂时没有别的症状，该怎么推？

例3

【穴方234】回复 泻新板门7分钟，泻肺金7分钟，每日2~3次。

提问 张姐你好，我家宝宝3个多月，两个月时得过一次肺炎，输了7天液，现在一直有痰，最近在喝中药调理，大夫说有点积食。宝宝精神状态不错，睡眠不错，吃奶差点，偶尔咳嗽，吃奶后喘气并伴有嘶嘶声，拍嗝后吐痰，晚上睡觉前爱哭闹。请问如何推拿调理？

例4

【穴方235】回复 揉小天心5分钟，泻新板门7分钟，泻肺金5分钟，每日2次。

提问 张姐，我家宝宝受风着凉，昨晚流清鼻涕，半夜鼻塞，早上起床流出一点黄鼻涕，之后又是蛋清状的白鼻涕，舌苔有点黄，夹杂一点白，二便正常，请问该如何推？

例5

【穴方236】回复 逆运左手内八卦15分钟，泻肺金10分钟，每日2~3次。

提问 张姐，求助！孩子咳嗽不止，一声一声的空腔咳嗽，没有痰，带点嘶嘶声，舌头有些红，舌苔靠根部有些白，大、小便正常。怎么办？

例6

【穴方237】回复 向下推前胸后背、分推前胸后背各5~10分钟，每日2次，可有顺气化痰的作用。

提问 张姐，我家宝宝晨起时有轻微咳嗽，还容易呛到，下午出现咯痰、呕吐，没有其他症状。该怎么推？

例7

【穴方238】回复 泻新板门5分钟，推下六腑5分钟，推天河水5分钟，每日2次。

提问 张姐，我家小朋友鼻塞，流鼻涕，较黏稠，多呈白色，有时呈黄色，晚上症状较轻，白天比较严重。请张姐指导一下。

例8

【穴方239】回复 泡脚10分钟，揉小天心5分钟，泻新板门5分钟，推新四横纹各5分钟，泻大肠5分钟，每日2次。

提问 张姐，我家小妞凌晨2点多到3点半出现咳嗽，很严重。

发热，38℃，打喷嚏，流鼻涕，大便3次，其中一次便溏，该怎么推？

例9

【穴方240】回复 用热水反复擦前胸后背、头部、颈部、腋下、腹股沟、肘窝、腘窝。揉二扇门7~10分钟，推下六腑7~10分钟，每日2次。若退热了，推拿时间减半。

提问 张老师您好！我家宝宝31个月大，可能是吹空调引起的，半夜开始高热，午后体温39.5℃，无汗，舌苔白厚，还没有大便，偶尔有几声咳嗽，请问如何推拿调理？谢谢！

例10

【穴方241】回复 泻新板门7分钟，泻肺金5分钟，推下六腑5分钟，每日2次。

提问 5岁的孩子之前曾患感冒，现在感冒好得差不多了，可是嗓子有点哑了，咽喉肿痛，请问应该怎么推拿？

例11

【穴方242】回复 清淡饮食，热性和燥性的食物不要吃。泻肺金5分钟，揉合谷7分钟，推下六腑4分钟，每日2次。

提问 张姐，我儿子每天早上起床总是鼻塞，但没有鼻涕，今早起床嗓子是哑的，该怎么办呀？

例12

【穴方243】回复 清淡饮食。逆运左手内八卦10分钟，推下六腑4分钟，每日2次。

（提问）我女儿15个月，最近感觉有很多痰，脓鼻涕、清鼻涕都有，食欲不佳，吃了三天药无效，怎么办？

例13

【穴方244】回复 揉一窝风7分钟，逆运左手内八卦7分钟，每日2次。

（提问）最近我儿子有点咳嗽，有痰音，但咳不出，手心热，但不发热，舌苔白，可能是晚上睡觉开空调着凉了，怎么推？

例14

【穴方245】回复 揉小天心7分钟，揉一窝风5分钟，泻新板门7分钟，每日2次。

（提问）张姐，我家宝宝晨起打喷嚏，流清涕，有点咳嗽，大便酸臭，嘴唇红，舌尖及两侧红，舌苔白厚，该怎么推？

例15

【穴方246】回复 泻新板门7分钟，推下六腑5分钟，每日2次。清淡饮食，若是母乳喂养，妈妈要忌食荤腥、油腻、辛辣之品。

（提问）张老师，我家宝宝（8个月）感冒了，黄色眼屎不断，眼眶有点红，打喷嚏，流鼻涕，有时是黄绿色的鼻涕，还伴有咳嗽。怎么办？

例16

【穴方247】回复 用热水反复泡脚、擦身，多喝温热水，勿吃荤腥、油腻、辛辣之品及热性水果。泻新板门7分钟，揉合谷7分钟，泻肺金5分钟，推下六腑5分钟，每日2~3次。

提问 张姐，我家宝宝发热3天，退热后打喷嚏，流鼻涕，偶有咳嗽，喉咙有痰声。过了1周又开始发热了，体温38.5℃~39.5℃。去医院检查发现白细胞高，喉咙发炎。期间喂了退烧药和消炎药，现在越烧越高。怎么办？

例17

【穴方248】回复 揉小天心5分钟，逆运左手内八卦7分钟，泻肺金5分钟，每日2次。

提问 张姐您好，我带宝宝（3岁10个月）到三亚玩，孩子贪玩（游泳），现在发热，流鼻涕，嗓子疼且有血丝，伴有咳嗽。怎么办？

例18

【穴方249】回复 泻新板门10分钟，泻肺金10分钟，推下六腑7分钟，推天河水7分钟，每日3~4次。退热后推拿次数和时间均减半。

提问 张姐，我家孩子3岁2个月，扁桃体化脓，高热，39.8℃，小便黄，大便3天1次。孩子嗓子疼得说不出话，人也没精神、没力气。心疼死了！怎么办啊？

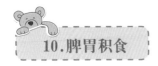

10.脾胃积食

表现：恶心，呕吐，呕吐物酸臭，腹痛，腹泻，便物酸臭，不知饥饿，口臭，喜凉饮，尿黄，舌红苔厚。

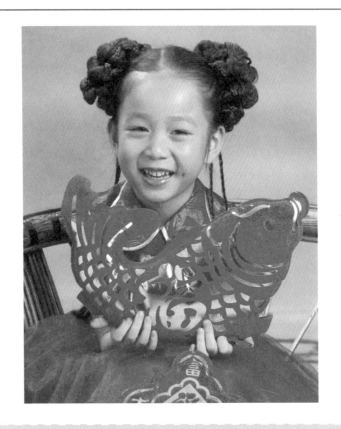

例1

【穴方250】回复 先别吃奶，停奶至少24小时，喝小米粥，等好点了再吃馒头、花卷等。泻新板门7分钟，清新四横纹各3分钟，揉合谷10分钟，每日2~3次。

提问 张姐，我儿子12个月，胃口一直不太好。前天开始突然不吃东西，连续2天早饭后呕吐。人比较烦躁，今天吃奶时听见胃里有咕噜声，白天咳嗽了2次。每天午睡后有口臭（只有午睡后才有，其他时段没有）。大便有时每天1次，有时隔天1次。请问应该怎么给他推拿啊？

例2

【穴方251】回复 泻新板门7分钟，逆运左手内八卦7分钟，泻肺金7分钟，每日2次。

提问 我家宝宝风热感冒好点了，现在还流鼻涕，伴有口臭。这两天睡觉爱哭闹，一直哭个不停！怎么办？

例3

【穴方252】回复 胃受纳功能失调所致。逆运左手内八卦5分钟，推新四横纹各5分钟，揉合谷5分钟，每日2次。

提问 张老师您好，我家孩子9个月，这两天不吃奶粉，一喂他就哭，不知道是怎么回事？

例4

【穴方253】回复 逆运左手内八卦10分钟，推新四横纹各5分钟，推下六腑5分钟，每日2次。

提问 张姐，我家宝宝又病了。可能是上周五花肉吃多了，伤食了。咳嗽，无痰音，流黄浊涕，舌苔前段红、后段黄。应如何推？感谢！

例5

【穴方254】 回复 孩子积食了，应让脾胃休息一段时间。泻新板门5分钟，推新四横纹各3分钟，泻肺金4分钟，每日2次。若是母乳喂养，妈妈应清淡饮食，不要吃荤腥、油腻、辛辣之品。

提问 张姐，我家孩子（36天）整晚哭闹，睡一下就醒，肚脐边硬硬的，大便量少，鼻塞，口臭。除了推肚子，我还需要做点什么吗？

例6

【穴方255】 回复 逆运左手内八卦7分钟，推新四横纹各3分钟，揉合谷5分钟，每日2次。

提问 张姐，我家宝宝这两天吃奶前和吃奶时都爱做干呕状，且食量只有之前的2/3，大便正常，该怎么推？

例7

【穴方256】 回复 推小肠10分钟，揉二人上马5分钟，泻大肠7分钟，每日2次。清淡饮食，喝小米粥。

提问 宝宝6个半月，这两天拉肚子，半夜4次，白天6次，已经两天了，黄色稀便，带点丝状，我担心是苹果吃多了。尿不多，但很黄，喜欢喝水，一天喝很多，不知道要怎么办？似乎没有好的迹象，担心他会脱水，希望张姐能指点一下，谢谢！

例8

【穴方257】 回复 泻新板门7分钟，推新四横纹各5分钟，推下六腑3分钟，每日2次。

提问 我家宝宝好几天没有吃肉了，都吃素的，但是口臭得厉害。我觉得口臭这个问题不解决肯定要生病的，好着急啊！跪求姐姐帮忙。

例9

【穴方258】**回复** 哭闹可能是肚子疼引起的。由于是母乳喂养，妈妈饮食宜清淡，不要大鱼大肉，别喝浓汤。泻新板门5分钟，推新四横纹各3分钟，向下推肚子5分钟，每日2次。

提问 张姐，您好！宝宝出生28天，最近这两天傍晚出现爆发性的哭闹现象，哭得撕心裂肺。请问这是怎么回事？纯母乳喂养，大便金黄色，但是较稀，有时呈水样，小便正常。

例10

【穴方259】**回复** 吃多了，伤及脾胃，子病及母，导致心出问题，故舌尖出现地图舌；脾胃不生肺和大肠，出现感冒症状和大便异常。所以要控制食量，以保养脾胃。推天河水7分钟，推新四横纹各5分钟，每日2次。

提问 张姐，孩子的舌尖上有地图舌，已经1个月了，平时食量大，这两天有点感冒，大便干、少、臭，嗓子不疼，应该怎么推呢？

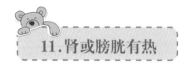

11.肾或膀胱有热

表现：发热，脑瘫，脑萎缩，小腹胀痛，腰痛，憋不住尿，尿床，尿频，尿少，尿痛，尿血，或尿中有砂石，或尿色浑浊，便干或黏，舌苔黄厚。

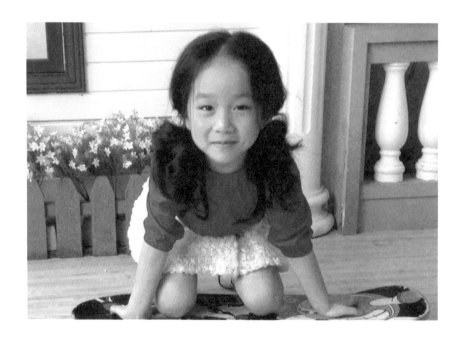

例1

【穴方260】回复 用腰骶部撞击门框20分钟，横搓腰部30分钟，每日2次。

提问 张姐，我先生最近两天腰痛得厉害，确诊为腰肌劳损，有没有什么好办法？

例2

【穴方261】回复 清淡饮食，忌吃助热食物，平心静气。推肾水7分钟，推天河水5分钟，推下六腑5分钟，每日2~3次。

提问 张姐，我妈60岁了，尿血，诊为膀胱炎，输了两天液，不尿血了。现在排尿时又有点轻微出血了，不知道在吃药的同时，可否用推拿疗法辅助调理？

例3

【穴方262】回复 下焦有湿热，导致阴部瘙痒。推天河水5分钟，揉二人上马7分钟，每日2次。

提问 张姐，我家宝宝9个多月，最近几个月总是拽阴茎，特别是小便的时候。他是不是痒？体内有热吗？该怎么办呢？

例4

【穴方263】回复 推肾水5分钟，推天河水5分钟，每日2次。

提问 张姐，我家儿子4个月，小便有味，该推哪儿？

例5

【穴方264】回复 推小肠15分钟，揉二人上马7分钟，推天河水5分钟，推下六腑5分钟，每日2~3次。

提问 张姐，我妹妹顺产后出现便秘，肛门坠胀，用了开塞露也不行。有没有什么好办法啊？万分感谢。

例6

【穴方265】回复 体内有热的人不适合用三伏贴、三九贴，这样会"上火"的。体内有寒的人才适合使用。推新四横纹各7分钟，揉二人上马7分钟，推下六腑5分钟，每日2~3次。

提问 张姐，我婆婆昨天用了三伏贴后今天无大便，晚上肚子胀痛，想小便但又没有，我帮她横搓肚子后有好转，但还是有点痛，请问这是怎么回事？平时脸颊一直很红，便溏，而且一天好几次。怎么办？

例7

【穴方266】回复 羊肉壮肾阳，易致"上火"。推下六腑7分钟，推肾水10分钟，每日2次。

提问 张姐，孩子嘴馋，吃了烤羊肉串，之后出现手足心热，该怎么推？

例8

【穴方267】回复 揉新阳池7分钟，推天河水5分钟，推肾水10分钟，揉二人上马7分钟，每日2~3次。

提问 张姐，我家孩子10个月，被诊断为脑瘫。不会坐，不会爬，不会站，不会拿东西，胳膊和大腿发硬，斜视，头发干枯，睡觉不好，爱惊醒、大哭。吃饭、小便、大便正常。舌苔有时黄厚。该怎么推？

12.肾或膀胱气虚

表现：脑萎缩，脑瘫，牙痛，严重时全身水肿，下肢肿胀明显，腰酸，乏力，尿少，尿清，尿床，尿频，便溏、无臭味，怕冷，四肢凉，舌淡胖，苔白或无苔，舌面水多。

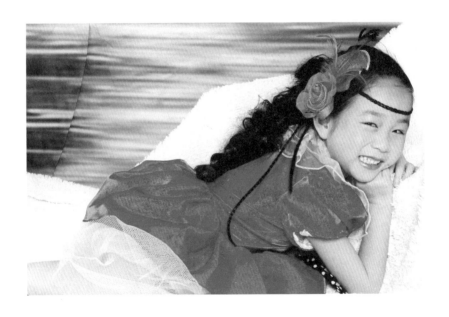

例1

【穴方268】回复 用腰骶部撞击门框，以舒服为度，每次撞击20分钟，每日1次。横搓、热敷腰部各20分钟，每日2次。

提问 张姐，我生完孩子后出现腰痛、脚肿痛，每天晚上都要老公敲过才能睡着，每天很容易感到累，中午不躺下休息就受不了，感觉像是七老八十一样！

【穴方269】回复 推肾水20分钟，推上三关5分钟，用十个手指头干梳头半小时，揉百会20分钟（注：体内有热导致的供血不足不能用此穴），每日2次。

提问 好朋友的儿子10岁，诊断为脑萎缩，表现为忘事、脸暗黄、便溏、尿床、舌胖大、苔白。该怎样进行推拿呢？

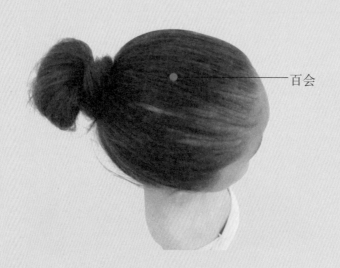

——百会

例3

【穴方270】回复 推肾水7分钟，揉外劳宫6分钟，每日2次。

提问 张姐，我家宝宝这几天尿尿总是尿一半，尿完后有尿意但又尿不出来，尿不黄，没有味，这种情况该如何推呢？谢谢！

例4

回复 症状消失后再巩固调理3天。横搓腰部可以常年坚持。

【穴方271】提问 小孩受惊吓后出现口吃、遗尿。我按照您的穴方，坚持推肾水5分钟，推天河水2分钟，补脾土5分钟，横搓腰部5分钟，向上推七节骨5分钟。2周后遗尿、口吃症状明显好转。我需要继续推拿多久？要调整吗？感谢！

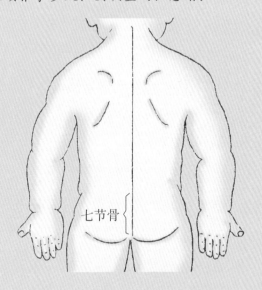

七节骨

例5

【穴方272】回复 属于寒秘的范畴，生冷瓜果伤脾胃，要停一段时间，菜适当吃，别吃太多。推脾土5分钟，推肾水7分钟，每日2次。

提问 张姐，我家宝宝上周突然隔了两天没大便，后来用了少量开塞露，我用棉棒抠才拉下来。从那以后每天拉三四次，但就是拉球球，一般睡觉起来就拉，其他都正常，吃得也不少，菜和水果也够，但是不爱喝水，怎么办？怎么才能让孩子爱上喝水？谢谢。

例6

【穴方273】回复 推上三关4分钟，揉外劳宫4分钟，揉二人上马5分钟，每日2~3次。

提问 昨天开始孩子排尿不是很爽快，尿量偏少，断断续续，无味，基本无色，请张姐给个意见吧！

例7

【穴方274】**回复** 妈妈忌食生冷之品，孩子停喝果汁。顺运左手内八卦10分钟，推肾水7分钟，揉外劳宫7分钟，向上推肚子、后腰各10分钟，每日2次。

提问 张姐，孩子6个月，母乳喂养，每天大便十多次，不臭，都拉脱肛了，脸白，手脚凉，睡觉不好，怎么推？

例8

【穴方275】**回复** 不吃凉性食物。每天用热水（40℃）泡脚10分钟，肚子和腰部不要着凉。推肾水10分钟，揉外劳宫7分钟，推脾土7分钟，每日2次。

提问 张姐，孩子6岁，8个月前感冒发烧，后来感冒治好了，却出现白天尿裤子、晚上尿床现象，已经持续8个月了。舌不红，舌苔不黄，大便正常。怎么推？

例9

【穴方276】**回复** 不吃寒凉的食物。推上三关10分钟，推肾水10分钟，揉外劳宫10分钟，横搓肚脐和腰部各15分钟，每日2次。用热水泡脚20分钟，用后背、腰骶部各撞击门框15分钟，每日1次。

提问 张姐，我28岁，生完孩子后腰疼，白天排尿正常，一到晚上尿就多，起夜5次，每次尿量都很多。人没有劲儿，也没有精神。一年四季手脚都凉，怕冷，大便一天一次，一着凉就拉稀。舌胖大，舌苔白厚。怎么推？

例10

【穴方277】回复 不能过度运动，不吃寒凉、过咸、荤腥之品。推肾水7分钟，揉外劳宫6分钟，推小肠10分钟，每日2~3次。

提问 张姐，孩子4岁，蛋白尿1年多了，可能因着凉所致。激素一直在用，时好时坏，有时尿少，早上起来排尿有泡沫，尿潜血（＋）。老说腿不舒服，运动量大点病情就加重。大便2天1次，不干，有时尿床。舌苔不黄，手脚凉，不爱喝水，脸色苍白。怎么推？

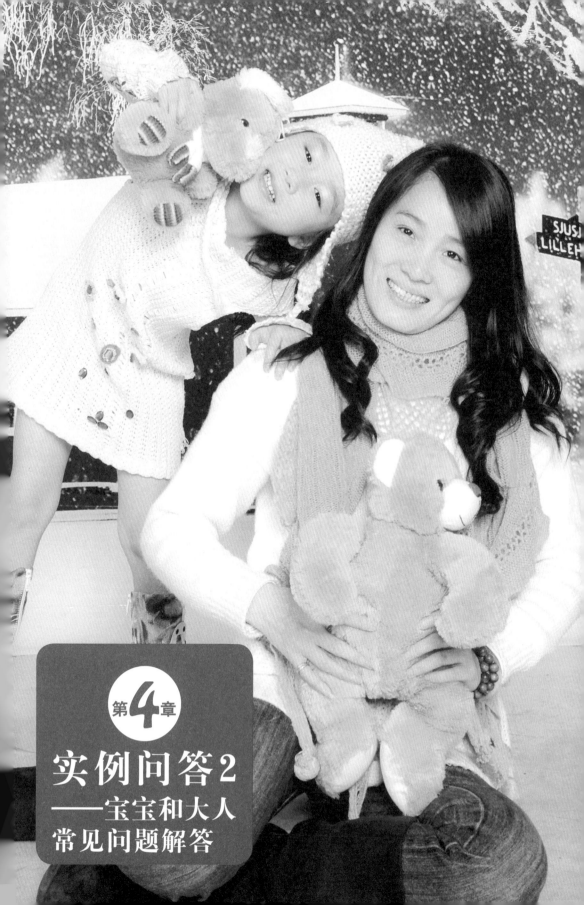

第**4**章
实例问答2
——宝宝和大人
常见问题解答

例1

回复 除了调理咳喘需要稍快点外，作为日常保健手法速度不宜快，以舒服为度。

提问 张姐，横搓前胸、腹部、后背、后腰时，速度有要求吗？是快点还是慢点呢？

例2

回复 体内有热，不宜捏脊。

提问 我家宝贝手心热，舌尖红，半夜总醒，耳朵红，有积食，便秘，可以捏脊吗？

例3

回复 应该检查咽喉，看看是不是扁桃体肿大所致，也可能是肺胃之气上冲而导致咽痒。平躺着向下推胸腹10分钟，每日2次，可以缓解症状。

提问 1岁的孩子，舌尖有点红，舌苔还好，大便前干后稀，人很瘦，脸色有点黄，有时会咳醒，感觉喉咙有异物，晚上睡觉不踏实，鼻梁见青筋，怎么回事呢？

例4

回复 生活规律，清淡饮食，不吃荤腥、辛辣的食物，体内清肃就不易被感染。

提问 幼儿园班上有小朋友得了手足口病，如果我们想预防应该怎么办？

例5

回复 清天河水是祛心热的，如果辨证属寒证，清天河水会使心阳不振，敛不住汗液，毛孔总是处于开放状态，容易感冒，孩子会感觉疲乏无力，心不生脾，导致消化不良等一系列问题。辨证为热证时才可使用此法。

提问 为什么不能随便清天河水呢？

例6

回复 热咳：川贝蒸白梨。寒咳：红糖姜汤水。

提问 老师，您有没有什么食疗方法可以调理热咳或者寒咳呢？

例7

回复 每天早上吃五豆饭——白扁豆2克，红豆3克，绿豆4克，黑豆6克，黄豆8克。种子可以孕育出生命，故富含很多精华物质。五种颜色的豆入五脏，补五脏之精。煲烂一点，孩子不吃豆，只吃用豆煮的饭。

提问 张姐，我平时吃素，怎么吃更有营养呢？

例8

回复 没长磨牙，不能咀嚼，吃糊状的食物有助于消化，没有问题。

提问 张姐，我儿子1岁了，只能吃糊状的食物，吃不了颗粒状的食物，好像是喉咙敏感的问题，推拿可以改善吗？

例9

回复 如果你属于虚寒证人群，何时喝姜汤都无妨。就怕是热证，喝上姜汤真就是"赛砒霜"了。

提问 您好，晚上可以喝姜汤吗？因为听老人说："晚上吃姜赛砒霜。"

例10

回复 腹泻刚好，不宜吃水果和过多的蔬菜，先养几天。

提问 能否推荐一些能吃的水果蔬菜啊？舌苔黄，拉肚子刚好。谢谢。

例11

回复 热性体质者吃助热食物会生热痰，寒性体质者吃生冷之品会生寒痰，所以不要吃刺激性的食物。逆运左手内八卦10分钟，每日2次。

提问 我儿子1岁5个月，前几天感冒了，这两天咳嗽有痰，痰特别多，看见孩子睡觉时频繁咳嗽，我心里好难受，喂药喂不进，刚灌了一勺，孩子就哭得厉害，我该怎么办？

例12

回复 检查一下是否因穿多了而引起烦躁。肾虚也不能单纯补肾，要确定体内没有热或属虚寒证才可以，而且还要配伍其他穴位，以免碍脾胃。

提问 张姐，我家宝宝9个月，这两天烦躁，扯着嗓子喊。还有，排尿没劲是肾虚吗？要推肾水吗？

例13

回复 秋燥，不要捂，易伤阴。越捂毛孔越开着，越易感受外邪。

提问 宝宝手足心热，出冷汗，汗量多，风一吹担心感冒。老人说要捂，是否应该？

例14

回复 发怒伤肝，子病及母，导致肾的开阖功能失调。逆运左手内八卦7分钟，推肾水10分钟，每日2次。

提问 张姐，我发现宝宝（26个月）因发脾气而哭闹的时候会尿裤子，这是什么原因？需推哪里？

例15

回复 患有咳喘的孩子不能过度疯闹、大哭大笑、过度运动等，多让孩子安静下来。

提问 孩子有哮喘史，如果玩得太疯，就会出现呼吸急促，用听诊器还能听到哮鸣音，但呼吸平静下来就消失了。怎么回事啊？

例16

回复 感冒过后余邪未清，引起鼻黏膜充血肿胀；或因感冒而致鼻中腺样体肥大；鼻窦炎、鼻中隔偏曲、过敏等都可引起鼻子不通气。

提问 张姐，我儿子的鼻子总有些不通气，是什么原因啊？

例17

回复 肝脾有问题可导致频繁眨眼，可以用推拿调理。

提问 张姐，3岁的孩子最近频繁眨眼睛，眼睛不红，没有异常分泌物，不知道是什么原因？可以推拿调理吗？

例18

回复 双臂有肺经、大肠经、心包经、三焦经、心经、小肠经经过，大腿上有脾经、胃经、肝经、胆经、膀胱经、肾经经过，经络不通可引起咳嗽，现在每条经络都拍到了，经络畅通了，自然会痊愈。

提问 儿子咳嗽4天，晚间咳嗽连续不断，咳声短促，无痰，早晨咯痰，略呈黄色，胸间听到痰音。昨晚和今晨叩拍了胳膊、大腿各两次，每个面都拍到了，从上向下，每次5分钟，今晚居然不咳嗽了，什么原理呢？

例19

回复 提防中风，喝紫皮洋葱浸泡的红酒；腰椎病可压迫神经，导致脚趾头发麻；颈椎病也可压迫神经，引起嘴、下颚发麻。用后背和腰骶部各撞击门框或木头桩子15~20分钟，每日1~2次。

提问 我妈脚趾头发麻，做了脑CT和腰CT并无异常，现在嘴、下颚偶尔发麻，请问这是怎么回事呢？

例20

回复 日常保健用横搓法。横搓既不是补法，也不是泻法，是促进五脏六腑供血的通法，以舒服为度。补肾的前提是确定体内没有热邪、湿邪、寒邪等，不然会恋邪。肾阳虚补肾要配伍热性的穴位，肾阴虚补肾要配伍凉性的穴位。水补过多会发"大水"，将会把脾土冲走，影响脾胃的消化和吸收功能。

提问 张姐，曾经有个老师说我家双胞胎要一天补肾水，一天补肾阳，每天各推10分钟。我家大宝出生时不到5斤，脾胃比较敏感，怕冷，需要每天推吗？平时怎么保健？

例21

回复 不需要，洗了舌苔再看舌象就不准了，不能如实反映身体状况。

提问 张姐，小孩子需要洗舌苔吗？

例22

回复 晨起时什么东西都没吃，此时是看舌苔的较好时机。看舌苔前不能吃带颜色的食物，以免染苔，出现假象。如果长期吃某一种药物，也会出现假苔。

提问 张姐，什么时间看舌苔比较好？

例23

回复 大点的孩子每天最多吃一个蛋，吃多了会伤食。蒸成软的蛋羹给孩子吃比较好消化。7个月以上的小宝宝从1/10的蛋羹开始吃起。体内有火的孩子可以吃鸭蛋羹。

提问 张姐，每天给孩子吃1~2个鸡蛋会有问题吗？

例24

回复 右手搓左侧乳房，左手搓右侧乳房，每侧转圈搓10~20分钟，每日2次。此法对乳房结节、乳腺增生均有效。

提问 断奶后胸部严重缩小，不知张姐有没有什么好办法？

例25

回复 火毒内蕴则要饮水自救，不少患消渴病的孩子疹毒出完后，饮水量就正常了。

提问 张姐，我家儿子出疹子后，最大的改变是不喝那么多水了，原来可是个"水桶"啊！

例26

回复 耳朵里滴点香油，软化后用小镊子夹出来。

提问 张姐，今天发现宝宝耳朵里的耳屎已经干结了，像结石一般，不知有没有什么好方法可以取出来？

例27

回复 涂三七粉；敷芦荟肉；用大红月季花泡的高度白酒擦患处；涂生豆油。以上方法效果都很好，可任选其一。

提问 张姐，孩子摔了一跤，把脸摔青了，求好办法！

例28

回复 体内有热，阳不入阴，睡前要静，勿要闹，晚饭少吃。

提问 张姐，宝宝入睡困难，可能白天玩得太疯，每次睡觉都要哄半个小时以上才能睡着，怎么办呢？

例29

回复 每分钟100~110次。心肌受累多因心肌损伤、缺血等所致，表现为胸闷、心前区疼痛、心律不齐、心动过速或心动过缓、疲乏无力、长出气、头晕等。

提问 张姐，1岁半的小孩心跳应该是多少呀？心肌受累的症状有哪些？

例30

回复 误传会让很多人失去健康的机会。实践证明，张宇小儿推拿疗法运用到成人身上同样有效。我和妈妈推过的病人中，小到刚出生的婴儿，大到86岁的老人，效果都不错。

提问 听说6岁以上的孩子推拿就没用了，请问是这样吗？

例31

回复 能，但要忌口，调节情绪。

提问 请问银屑病能用推拿调理吗？我妈妈突然得了这个病。

例32

回复 取1把花椒，1把红色小尖辣椒，1块生姜（切成片），放入1斤高度白酒中浸泡1周，把酒倒出来弄温，每天擦患处15~20分钟。

提问 张姐你好，我在冬天坐月子的时候没注意，穿单裤下床，导致左膝盖受风，天气一变冷膝盖就疼。很多妈妈也有类似的苦恼，请问有什么办法可以缓解？

例33

回复 1岁以内的孩子最好不要加肉，这个年龄段应以奶为主食。1~3岁的孩子，可加点肉汤做菜。孩子的脾胃娇嫩，过早加肉会伤及脾胃，导致运化不利，进而发生积食。

提问 1岁以内的孩子不吃肉会不会缺乏营养？

例34

回复 不要剧烈运动，出门戴口罩。清淡饮食，着衣适度，避免发生肺燥或肺寒。横搓肺部，可增强肺脏的功能。

提问 张姐，有没有什么方法可以减少这种雾霾天气对身体的伤害？

例35

回复 如果确实是脾胃虚寒，可以适当吃些山药，但不要一次吃太多。

提问 张姐，脾胃虚寒的孩子常吃山药有好处吗？

例36

回复 不可以，易伤胃。

提问 张姐，1岁多的小孩可以天天吃山楂片吗？

例37

回复 这是好事儿，涎为脾之液，唾为肾之液，说明推肚子后增强了脾或肾的功能。

提问 前几天可能是糯米汤圆吃多了，总感觉肚子有东西堵着似的，遂晚上推肚子四五百下，之后舌头有口水渗出，这是怎么回事？

例38

回复 揉百会穴，可提升中气，升高血压。用后背撞击门框15~20分钟，以舒服为度，每日1次。

提问 张姐，我经常低血压，头晕，迷糊，还摔倒过，怎么推？

例39

回复 不管男女老少，都推左手，左手有问题不能推可选择右手，不需要两只手同时推。

提问 张姐，推拿最好是推左手吗？还是两只手都推？有要求吗？

例40

回复 能。不要用眼过度，少吃荤腥、油腻、辛辣之品。脾胃为气血化生之源，横搓脾胃区可增强脾胃的功能，濡养眼睛。用双手刮上下眼眶10分钟，每日2次。同时，根据辨证推拿调理。

提问 张姐，我女儿2岁10个月，患有散光，通过按摩能改善吗？

例41

回复 做个小枕头枕在脖子下面；用后背撞门框20分钟，每日2~3次。

提问 张姐，颈椎病引起脖子僵硬、头晕头痛、恶心呕吐，该怎么推？

例42

回复 泡脚时水中放一勺白醋。

提问 张姐您好,小儿子3岁多,脚底长了很大的水泡,发硬,晚上痒。平时脚汗多,脚臭。怎么办?

例43

回复 体内气血瘀滞不通,勿生气,饮食清淡,推肚子或横搓肚子。

提问 张姐,想请教一个问题,舌根下有黑色的青筋,像瘀血的颜色,要紧吗?如何解决?非常感谢!

例44

回复 先排除因吃黑色的食物或药物而染苔的情况。如果舌质红,舌苔干而黑,属热盛。若舌质淡,舌苔湿润而黑,属寒盛。

提问 张姐,我家孩子的舌苔黑了,这是怎么回事?

例45

回复 干搓脸,方向向上,每次5分钟,每日2次。长斑的位置正好是脾胃反射区,可向下推肚子10分钟,横搓脾胃肝胆区10分钟,每日2次。叩拍双腿5~10分钟,每日2次。勿吃辛辣、寒凉之品,勿生气。

提问 年纪大了脸上有斑点,特别是鼻翼和脸颊,该如何调理?

例46

回复 说明脾气虚或肾气虚,通过打颤来增加体内的阳气。

提问 张姐，孩子尿尿的时候打颤是怎么回事？

例47

回复 有用，可以促进血液循环，濡养眼睛。

提问 请问横搓法对于12岁的男孩是否有用？偏瘦，400度近视。

例48

回复 直接在皮肤上推或搓效果比较好。如果孩子实在不配合，可以隔着衬衣操作，但不要隔着棉袄操作，那样就没什么效果了。

提问 张姐，隔着衣服推肚子可以吗？

例49

回复 若有积食、腹胀，排气是好事。

提问 孩子伤食腹痛，推完肚子后屁就多了，但肚子不疼了，是好事吗？

例50

回复 此属脾胃气血瘀滞不通。添加辅食要由少到多，避免伤食。

提问 张老师您好，我家宝宝5个半月，平时有喂米粉，这两天发现大鱼际处发青，这是怎么回事？

例51

回复 一是涂上爽身粉，二是手法再轻点。

提问 张姐，我用横搓法给宝宝（6个月）横搓前胸后背，每次搓完都出现很多红色的小片疹子，周围红，中间有小点。请问这是什么原因？

例52

回复 横搓肚脐和腰部各10分钟，每日1次。停食瓜果，养一段时间。

提问 老师好，我家孩子4岁3个月，大便前面正常，后边溏黏，粘便池，怎么推？谢谢。

例53

回复 请在晚上11点前睡觉。晚上不休息，对人体的伤害最大。泡脚，横搓胸部和背部各15分钟，每日2次。

提问 张姐，我老公晚上睡觉时胸口以上出汗，他常通宵加班，四肢常冰凉，容易感觉疲劳，经常头痛，推拿疗法可以缓解吗？

例54

回复 来回推肚子15~20分钟，每日2次。早饭吃好，晚饭吃少。

提问 张姐，有减肥的穴方吗？

例55

回复 中暑了。喝绿豆汤或西瓜水。推肾水10分钟，推天河水10分钟，每日2~3次。

提问 张姐，我今天外出时间有点长了，在太阳底下暴晒，现在出现头晕、恶心、低热，体温37.7℃，怎么办？

例56

回复 上下来回搓脖子（甲状腺处）10分钟，推胸腹10分钟，推两肋10分钟，每日2次。先天性甲状腺功能低下者，需要终生服药。

提问 张姐，请问甲状腺功能低下怎么推拿？

例57

回复 推下六腑7分钟，推肾水10分钟，推天河水7分钟，每日2次。

提问 我家宝宝精力旺盛，每晚都要11点以后才睡。怎么办呢？

例58

回复 不能吃。感冒时吃荤腥、油腻、辛辣之品会加重病情。

提问 老师，我感冒了，鼻子酸，眉头酸疼，鼻塞，想流眼泪，太阳穴疼，想打喷嚏打不出，好难受。是不是不能吃肉？

例59

回复 用生姜反复擦患处，每次10分钟，每日2~3次。用十指干梳头，不计时间。向下推两肋10分钟，揉新小横纹10分钟，推天河水7分钟，推肾水10分钟，每日2次。

提问 老师，我头顶正中位置出现两块斑秃，怎么推？

例60

回复 这是因为孩子没长磨牙，不能磨碎食物。所以，孩子没长磨牙前，吃的饭菜以熟烂的为好，菜最好打成浆，煮熟了再喂。

提问 张姐，11个月大的小孩大便时排出食物残渣、菜叶等，是消化不良吗?

例61

回复 气血大亏者不宜拔罐放血,会耗伤气血。推肾水10分钟,推脾土10分钟,揉新肾顶10分钟,每日2~3次。

提问 张姐,我老公患了脊柱炎,今天给他拔罐放血后,出现头晕、乏力、出冷汗、唇色暗,怎么回事呢?

例62

回复 寒泻可用此手法,如果是热泻则不可以。

提问 张姐,我家宝宝拉肚子,质稀,有泡沫,我给他逆时针揉肚子对吗?

例63

回复 推下六腑5分钟,揉新肾顶7分钟,每日2次。

提问 张姐,我女儿4岁半,夜里睡觉时出汗很多,不盖东西能好些。怎么推?

例64

回复 心脾有热。

提问 老师,我家孩子老爱伸出舌头舔下嘴唇,这是怎么回事?

例65

回复 胃火旺、中气下陷、肝不克脾等都可导致胃受纳过度。顺运左手内八卦5分钟,每日2次。晚饭少吃,多喝小米粥,可养脾胃。

提问 张姐，3岁的孩子总是不知道饱，每次都吃很多饭，没多会儿就喊饿，不给吃就哭，大便前干后稀。自从半年前上吐下泻之后就这样了，应该怎么推？

例66

回复 揉新阳池7分钟，揉总筋7分钟，上船前操作2次。

提问 张姐，明天带孩子坐船，有没有什么好办法防止晕船呢？

例67

回复 能推好。脾胃有热、肝胆火旺等都可以引起。

提问 请问霰粒肿推拿能调理吗？是脾胃不调引起的吗？

例68

回复 此属瘀证，喝点三七粉。流血减少后开始推肚子，以活血祛瘀。

提问 张姐，朋友流产了，半个月后血才止住，但没隔几天又出血了，伴有很多血块，请问有什么好办法吗？

例69

回复 可以吃点牛黄上清片。推拿见效也比较快，泻新板门10分钟，推下六腑10分钟，每日2次。

提问 张姐，我正在哺乳期，能吃药吗？感冒了，嗓子疼，咽口水时就感觉嗓子眼堵得难受。

例70

回复 清淡饮食，勿吃刺激性食物。逆运左手内八卦10分钟，每日2次。

提问 张姐，我家孩子突然半夜1点和早上起床时咳嗽，一个星期发作一次，舌苔薄白。怎么办啊？

例71

回复 辅食添加不当，伤到脾胃了。辅食停一段时间，水果1岁以后再喂一点，蒸熟了吃，1岁前最好不要吃水果，容易伤脾。推新四横纹各3分钟，横搓肚脐10分钟，每日2次。

提问 张姐，宝宝满6个月，最近一个星期添加了辅食，如少量米粉和水果。晚上睡觉多动，睡中哭泣，还爱出汗，两个小时左右就要醒一次喂奶，以前一觉睡到天亮。舌苔有点白，口气微酸。最郁闷的是大便三天才拉一小粒，很臭。怎么办啊？

例72

回复 横搓上腹部和后背的脾胃区，可增强脾胃功能。不爱吃饭则缺乏气血生化之源，故不能濡养头发。脾胃消化和吸收功能不好，吃再多的钙片也没用。

提问 我家宝宝1岁3个月了，患有枕秃，医生开了补钙的药，但是特别不爱吃饭，怎么办呀？

例73

回复 不要吃生冷、寒凉的食物。用热水泡手和脚，每次20分钟，每日2次。叩拍胳膊、大腿各10分钟，上下来回推胸腹10分钟，每日2次。用背部和腰骶部各撞击门框20分钟，每日1次。经络打通了，气血足了，身体自然恢复正常。

提问 张姐，我流产不满1周时，不慎被动吹空调了，结果这几天感到肩膀、手臂很冷，人也特别虚，手痛、脚跟痛。怎么办呢？

例74

回复 多因肺胃有热所致。

提问 张姐，我女儿这两天手上的大鱼际和小鱼际出现红点，这是怎么回事？

例75

回复 夏天室温太高谁都难受，孩子也不例外。室内保持26℃~27℃的温度比较适宜。

提问 宝宝晚上睡觉时温度稍高就翻来覆去睡不踏实，一开空调或电扇就安静了。这是病吗？

例76

回复 可以肯定地说，小儿推拿可以促进脏腑的血液循环，促进骨骼肌肉、神经血管及皮肤的功能，使身体发育得更好、更强壮。

提问 张老师，我家宝宝14个月，右腿发育缓慢，请问推拿能促进骨骼和肌肉的生长吗？

例77

回复 多因肝胆有火，导致热扰心神，睡眠不安。

提问 张姐，小孩总抓耳朵、爱翻身，这是什么毛病呀？

例78

回复 多吃小米粥，有助于消化，能清肠胃，补气血。孕期、坐月子、哺乳期、孩童期、有病的时候，都可以吃小米粥。

提问 张姐，平时吃什么可以保养脾胃？

例79

回复 揉外劳宫6分钟，每日2次。你原先那么推相当于每次泻肺金10分钟，还常推，过量了。1个月的孩子，咳嗽感冒好了就不要久泻肺金，这样会伤及孩子的阳气，不要走极端。

提问 张姐，孩子1个多月大，两周前感冒了，一天偶尔咳一两声，我怕他肺炎复发，就常推他手上的无名指，泻肺金1000下。最近他突然穿得多还手脚发凉，老是要吃奶，吃不了多少就睡，体重增长还慢很多，是我把他按摩坏了吗？请您帮忙看看怎么办啊？拜谢。

例80

回复 人参汤大热，适合大寒的人。偏性厉害的中药不可以乱用！人参大补，脾胃易受伤，自然影响胃的受纳功能，故不爱吃饭，吃虾易致胃热，雪上加霜。逆运左手内八卦10分钟，推新四横纹各5分钟，推下六腑5分钟，每日2次。忌吃所有大热大寒的食物。

提问 家里老人给孩子喝人参汤，又吃了虾，现在孩子一点饭都不吃了，口臭，3天没大便了，脾气大，晚上睡得晚，乱翻，哼唧。怎么办啊?

例81

回复 胃阴不足。向下推肚子,同时逆运左手内八卦15分钟,推肾水10分钟,每日2次。

提问 我老感觉胃里热乎乎的,推肚子后好点,过一会儿又感觉到热了,大便不干,这是怎么回事?

例82

回复 可能有积食而导致胃热,晚饭少吃,向下推肚子10分钟,每日1次。吃打虫药,打打虫子,每年2次。

提问 张姐,我家小孩15岁,晚上睡觉总磨牙,声音很大,有什么好办法吗?

例83

回复 向下推肚子15分钟,每日2次。清淡饮食。

提问 张姐,我得了尿结石和肾结石,推拿疗法可以排石吗?

例84

回复 叩拍双腿膝盖后面的窝窝(委中穴)5~10分钟,每日2次。

提问 张姐,请问孩子流鼻血,脸色不好,怎么办?

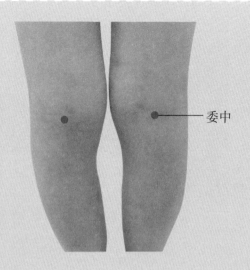

委中

例85

回复 只要方法对了是可以的，但要注意有些穴位左右手的方向是不一样的。

提问 张姐，一套穴方前半段推的是左手，之后宝宝睡姿变了，于是推的右手，可以吗？

例86

回复 用热水泡脚，别吃生冷的食物。横搓肚脐及小腹15分钟，每日2次。

提问 张姐，我的手脚常年都是冷冰冰的，怎么推？

例87

回复 睡前横搓。睡前别逗笑孩子，别玩兴奋的游戏，别吃多了。

提问 张姐，孩子一到睡觉时间就开始又蹦又跳，有什么镇静的方法吗？

例88

回复 奶水是血液所化生，来自于肝，动怒则导致肝郁气滞，气停则血凝，奶水就会迅速减少。吃了生气妈妈的奶水，孩子自然也会出现不适。宝宝的调理方法：向下推肚子5分钟，每日2次。妈妈的调理方法：向下推两肋10分钟，每日2次；取红皮花生米（最好买新鲜的）50克、红豆50克，每天煮水代茶饮。

提问 张姐，我正处于哺乳期，因为生气，奶水回去了。孩子也大便干燥，睡眠不好，怎么办？

例89

回复 将孩子的头歪向患处，下巴歪向健侧，涂上爽身粉，按揉患侧胸锁乳突肌，每次15分钟，每日2次。经常帮助孩子向健侧转头，动作要轻。

提问 张姐，我家孩子患有先天性斜颈，怎么推拿？

例90

回复 多因脾胃受伤或肝肾亏损所致。用十个手指干梳头，横搓腹部脾胃肝胆区。

提问 我女儿最近几个月有点掉头发，枕头上、肩上总是一撮一撮的，不知道是什么原因？应该怎么推拿呢？

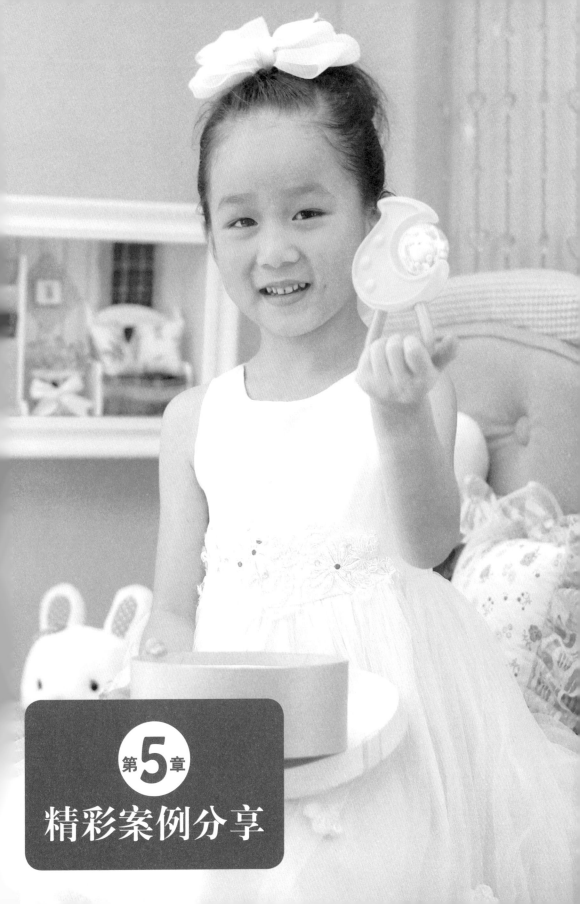

第**5**章

精彩案例分享

1.腹腔囊肿

马某，女，1个月，以"呕吐、腹胀、发热2天"来诊。

患儿母亲在怀孕32周做B超时已发现胎儿腹腔有囊性肿物，出生1个月后，患儿因频繁呕吐、严重腹胀并伴发热而入院，诊断为腹腔囊肿（4.9厘米×4.8厘米×4.9厘米）和肠梗阻。家属不愿做手术，遂带患儿来诊，尝试推拿调理。

其母孕期曾进食大量西瓜，西瓜为寒凉之物，大量食用可伤脾肾之阳，导致水湿内停，聚而为囊肿。调理原则：降逆理气，温肾健脾，益气通阳。

主要手法：补脾土、补肾水、揉外劳宫等。推拿一天后患儿退热了，手足由凉变温，呕吐、腹胀症状好转，进乳增加，哭闹减轻。第二天中午，排出大量绿色大便，腹胀消失。推拿1周后，囊肿变软。40天后，核磁检查示囊肿消失，只遗留一个囊壁形成的瘢痕。为了巩固疗效，继续调理5天，随访至今无复发。

2.喉室息肉

吕某，女，15岁，以"声音嘶哑，逐渐加重3个月"来诊。

3个月前，患儿因先天性动脉导管未闭在医院做了手术，术后发现声音嘶哑，并逐渐加重。到医院耳鼻喉科检查，发现声带根部长了一个肿物，肿物把一侧声带压住了，怀疑是息肉，建议手术切除。患儿父母因惧怕手术损伤声带而选择推拿疗法。

来诊时，患儿已经失音了。**主要手法：揉小天心、泻肺金、推下六腑等。**当天推拿3个小时，声音嘶哑已好大半。半个月后，喉镜检查示肿物缩小，且肿物已退到声带一旁。继续推拿两周，喉镜检查示肿物明显缩小。推拿3周后，喉镜检查示肿物消失。为了巩固疗效，继续推拿3周，喉镜检查无异常发现。后来，这个女孩参加电视台的唱歌比赛并获得优秀奖，声音没有受到任何影响。

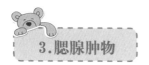

3.腮腺肿物

王某，男，8个月，以"左侧腮腺肿物5个月"来诊。

5个月前，家属发现患儿的左侧腮腺部位有一肿物，并逐渐长大，来诊时已有鸡蛋黄大小，局部无红肿，伴有流口水，无其他不适表现。

主要手法：泻新板门、逆运左手内八卦、推下六腑等。推拿1周后，肿物缩小至原来的一半。调理第2周，肿物缩小较慢，患儿流口水的症状加重，考虑邪去而脾气虚，应扶正气，对原穴方进行调整。共推拿70天，肿物完全消失。

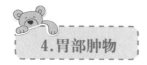

4.胃部肿物

吴某，女，34岁，以"厌食多年"来诊。

患者自幼食欲不振，近1年加重。胃胀痛，大便时干时稀，小便微黄，月经延期，手脚凉，面色微黄。

先用消食导滞法推拿了2天，没有效果。之后按脾胃虚寒辨证，用温补脾胃法进行推拿。**主要手法：补脾土、揉一窝风、揉外劳宫等。**患者调理29天后痊愈，食欲增加。

后来，患者才告知以前胃部有肿物，大夫建议她手术治疗，推拿后肿物消失了，不胜感激。之前因为害怕我们知道其胃部有肿物而不给她推拿，所以隐瞒了病情。作为患者，还是应该如实告知医生病情的，切记！

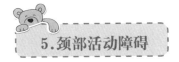

5.颈部活动障碍

周某，男，26个月，以"颈部活动障碍2个月"来诊。

2个月前，患儿从滑梯上摔下来，当天下午发现颈部不能转动并拒绝触摸，但无红肿。患儿好哭闹，睡眠不安，食欲差，大便稀且次数增加。核磁和X线检查均未发现异常。

观察患儿，颈不歪，看周围环境时颈部不敢动，只靠身体和眼球转动，面色发青。

主要手法：揉小天心、揉新阳池、推肾水等。推拿一天后，患儿的颈部即可做小幅转动，睡眠、饮食状况好转。调理5天后，颈部转动灵活，完全恢复正常。为了巩固疗效，继续推拿3天。

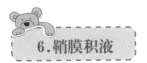

6.鞘膜积液

李某，男，3个月，以"右侧阴囊水肿3个月"来诊。

患儿刚出生几天即被发现右侧阴囊肿胀，并逐渐增大，排尿时哭闹，尿流无力。B超检查示右侧阴囊有2.9厘米×3.4厘米大小的无回声区，诊断为鞘膜积液。

观察患儿面色苍白，身体消瘦，明显腹胀，患儿母亲说孩子经常吐奶。辨证为脾肾阳虚，水湿内停。**主要手法：推肾水、揉外劳宫、揉新肾顶等。**推拿1周后，腹胀消失，但鞘膜积液没有明显好转。又继续推拿1周，鞘膜积液已被吸收，至今无复发。

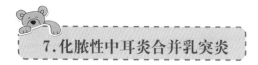

7.化脓性中耳炎合并乳突炎

杨某，男，2岁，以"发热、左外耳道红肿流脓3天"来诊。

患儿有湿疹史及外耳道炎史。症见乳突发红并有压痛，医院诊断为化脓性中耳炎合并乳突炎，家属因担心静脉点滴会导致患儿哭闹剧烈而选择推拿调理。

辨证为肝胆湿热。**主要手法：泻新板门、推天河水、推下六腑等**。推拿一天后患儿退热了。调理4天后，红肿消失，脓液减少。共推拿9天而痊愈。

8.牙周炎

李某，男，7岁，以"发热、牙痛、脸肿1天"来诊。

患儿左下第2磨牙有龋齿，龋洞中长出一个肉芽，医院诊断为"龋齿、肉芽、牙周炎"。医生建议静脉滴注抗生素，家属不愿用药，遂选择推拿调理。

患儿体温38.2℃，左腮肿胀如鹅蛋大，肤色不变，因疼痛而不能说话。问诊得知，患儿发病前一天曾吃大量羊肉及螃蟹，螃蟹动风，羊肉助火，肝肾脾胃热攻于上而致病。

主要手法：逆运左手内八卦、揉合谷、推下六腑等。推拿当天，患儿体温恢复正常，调理3天后诸症痊愈。

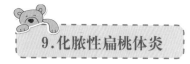

9.化脓性扁桃体炎

吕某，男，4岁，以"发热、咽痛2天"来诊。

患儿体温近40℃，咽颊红，扁桃体红肿明显，并有化脓点。其母述患儿每次吃大虾或肉类都会发生扁桃体化脓。大虾、肉类可动风助火，此属热证。

主要手法：推新四横纹、推下六腑、推天河水等。推拿5日而痊愈。

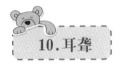

10.耳聋

曾某，女，3岁，以"耳聋1周"来诊。

来诊前1周，家人突然发现患儿对别人打招呼反应迟钝，到医院做听力试验，证明患儿确实耳聋了，口服抗生素无效。患儿无特别的病史，无情绪诱因。

有前贤云："难下手时可从脾胃入手。"问诊得知，患儿平时嗜食寒凉之品，厌食，盗汗，好哭闹。观察患儿舌淡苔白，为脾胃虚寒之象。调理原则：温补脾胃。**主要手法：补脾土、推上三关、揉外劳宫等。**推拿8天后，患儿听力恢复正常。

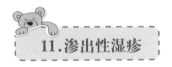

11.渗出性湿疹

吕某，女，6个月，以"全身湿疹6个月"来诊。

患儿出生后不久即出现全身湿疹，渗出严重，色黄量多，昼夜哭闹，腹泻吐奶，辨为脾肾两虚证。

主要手法：补脾土、揉外劳宫、揉新肾顶等。推拿1天后，渗出减少。推拿2天后开始结痂。推拿14天后，结痂脱落，皮肤光滑白嫩。

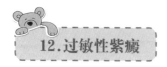

12.过敏性紫癜

丁某，女，10岁，以"低热，下肢肿痛伴密集出血点2天"来诊。

患儿2天前出现低热，双侧膝关节肿胀疼痛，小腿伸面出现许多密集出血点。尿常规未见异常，类风湿因子（RF）阴性，C反应蛋白（CRP）阳性，诊断为"过敏性紫癜"。家属因畏惧激素治疗的副作用而选择推拿调理。

辨证属血热。**主要手法：泻新板门、逆运左手内八卦、推天河水等。** 推拿第2天，患儿体温恢复正常，下肢肿痛减轻。推拿第5天，下肢肿胀完全消失，但腕关节、腰骶关节、颈部关节依次发生肿胀并伴触痛，继续推拿调理。调理15天后症状全部消失。

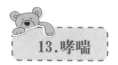

13.哮喘

袁某，男，3岁，以"反复咳喘1年"来诊。

近1年来，患儿几乎每周都会发生咳喘。这次咳喘发作伴有发热，体温39.7℃，呼吸困难。

本病为风、热、痰共同致病。**主要手法：推肾水、推天河水、揉新小横纹等。** 推拿后，当天下午患儿的体温由39.7℃降到37℃以下，可以下地玩耍。调理10天后痊愈。之后的一年中，患儿哮喘发作4次，症状都较轻。随访至今未复发。

14.血尿

艾某，男，4岁，以"血尿2天"来诊。

家属前一天发现患儿的尿液是红色的，到医院化验尿常规示红细胞（+++），无发热，无浮肿，无头痛。考虑患儿无热性表现，近1周摄入过多雪糕和冷饮，食欲不振，按脾胃虚寒调理。

主要手法：补脾土、推上三关、揉新肾顶等。推拿第2天，化验尿常规示红细胞（+），调理5天后痊愈。

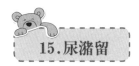

15.尿潴留

王某，男，2岁，以"不能排尿2小时"来诊。

当天早晨患儿哭闹不止，其母发现患儿不能排尿，膀胱胀满。

辨证为心热下移小腹。**主要手法：揉二人上马、推天河水、推小肠等。**推拿1次后，患儿上午即可排出少量尿液，中午排尿已恢复正常。为巩固疗效，再调理1天。

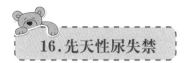

16.先天性尿失禁

迟某，女，9岁，以"从小尿失禁，遗尿至今"来诊。

患儿从小白天尿裤子，夜晚遗尿且不能唤醒。查体见患儿尾椎骨缺失，大小约2厘米×2厘米×2厘米。患儿平时记忆力差，肢体活动无障碍，便干，尿赤、味大。辨证为膀胱有热。

主要手法：推肾水、推天河水、揉二人上马等。调理1个半月后，尿失禁明显好转。后来疗效不显著，考虑清久必虚，遂调整穴方。**主要手法：补脾土、推肾水等。**共推拿2个月，患儿白天可自控小便，不尿裤子了，夜晚能被唤醒起来小便，偶尔发生遗尿。

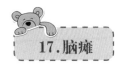

17.脑瘫

张某，男，9个月，以"四肢运动障碍半年"来诊。

患儿出生后有窒息史，3个月后家人逐渐发现其四肢运动有障碍。9个月时，不能独立坐和翻身，不能自己用手拿东西，患儿的头和手总在颤抖，对外界反应淡漠，不时哭闹。患儿一直处于低热状态（37℃~38℃），腹泻，频繁呕吐，流口水，眼眵黄，尿黄、味大。最近一次的CT检查证实为脑瘫。

辨证为肝经有热。中医认为，肝肾同源，所以肾亦为病邪所困。肾主骨生髓，髓通于脑，故脑亦受到影响。调理原则：清肝热，补肾精。
主要手法：推天河水、推肾水、逆运左手内八卦等多套穴方组合推拿。

调理当天，患儿低热、呕吐症状消失。调理第3天，腹泻症状消失。推拿1个月后，患儿可以熟练翻身，流口水、尿频、尿黄均消失。推拿2个月后，患儿头颤消失，手颤减轻，可以把手举到头上，并可以自己坐一会儿。推拿3个月后，患儿对周围环境刺激的反应明显增强，可以拿手附近的东西，剪刀步消失。推拿4个月后，患儿手颤消失，可独立坐稳，拉其手可以走。共调理5个月。2年后随访，患儿的生活基本能自理，智力比同龄儿童稍差些。

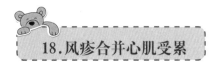

18.风疹合并心肌受累

郑某，女，10岁，以"乏力、心律不齐5天"来诊。

患儿5天前出风疹，浑身痒，其母给她涂一种解痒药后风疹立即消失，之后出现乏力，心前区难受、疼痛，厌食。心电图检查示心律不齐，心脏逆钟向转位。心肌酶谱示心肌受累。患儿面色暗淡无光，病后盗汗，大便不稀但频，咽喉疼痛，扁桃体红肿。辨证为正气不足，疹毒内陷。

主要手法：揉小天心、揉一窝风、补脾土等。同时，用蓖麻子、萝卜叶混合物涂擦全身，令皮肤发疹。调理13天后，风疹重新出现，遂停止推拿，嘱其在家休息，避风寒，勿受惊吓。几日后随访，风疹全部出齐，诸症痊愈。复查心电图、心肌酶谱均正常。

（注：蓖麻子必须外用，切勿口服！）

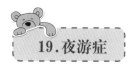

19.夜游症

王某，男，11岁，以"夜游7年"来诊。

患儿7年前开始出现夜游现象，夜晚起床在屋内到处走，口中嘟囔，别人呼唤也不醒，过一段时间倒地即睡，不分地点，醒后无记忆。患儿自诉多梦，平素头晕，无力，心脏难受，好腹痛，喜食肥甘厚味。检查见心律不齐，心率偏慢。

此属饮食不节而致心脾肝肾积热。**主要手法：揉总筋、泻新板门、推下六腑等。**推拿调理后，患儿当天未夜游，第3天和第6天出现梦游，但时间很短。继续推拿2周，患儿只说梦话，未再夜游。

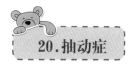

20.抽动症

吕某，男，4岁，以"眨眼睛、睡眠不好2个月"来诊。

患儿眨眼睛、睡眠不好2个月，滴眼药水无效，医院诊断为抽动症。

主要手法：补脾土、推上三关等。推拿调理2次后，患儿不再眨眼睛了，睡眠也安稳了，脸色由暗黄变白。

上眼皮属脾，下眼皮属胃，问诊患儿平日喜喝冷饮，伤及脾胃，气血不能上承濡养目胞，导致眨眼功能失调，所以从脾胃入手便抓住了病根。

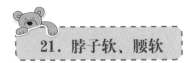

21. 脖子软、腰软

刘某，男，8个月，以"自小脖子软、腰软至今"来诊。

患儿出生后2个月内有严重的黄疸史。不能坐，坐时头几乎会压到脚上。不会翻身，不会爬，不能站。四肢僵硬，不能拿东西，双脚呈剪刀步。医院诊断为脑瘫。

患儿便干，尿少、色黄、味大，昼夜哭闹尖叫，厌食。病因为湿热熏蒸大脑而致大脑受损，导致肌肉无力。**主要手法：推肾水、推天河水、揉新阳池等。**推拿调理2个月后，双侧脑室血性囊肿消失。推拿3个月后，脖子软、腰软症状消失。推拿8个月后，患儿病情明显好转，拉其手可行走，余症痊愈。

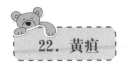

22. 黄疸

胡某，男，2个月，以"黄疸2个月"来诊。

患儿出生后第3天开始出现黄疸，并逐渐加重，1周后达到高峰，之后逐渐消退，但消退缓慢，2个月后黄疸仍较明显（正常情况下，黄疸会在3周内完全消退）。

观察患儿面黄鲜亮，平素昼夜哭闹，考虑为体内湿热引起。调理原则：利湿清热。**主要手法：泻新板门、推天河水、泻小肠等。**推拿调理后，患儿黄疸逐渐消退，面色白里透粉，食欲增强，体重增加，睡眠良好。调理22天而痊愈。

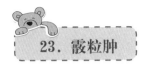

23. 霰粒肿

杨某，女，13个月，以"右眼上睑霰粒肿2个月"来诊。

2个月前，患儿右眼红肿，眼眵多，流泪，持续不断，医院确诊为上睑多发性霰粒肿。随即进行手术治疗。术后12天复发，且下眼睑又出现一个麦粒肿，家属带其来试试推拿疗法。

患儿平素夜啼，食欲不振，恶心。吃鱼虾后眼睛立刻就红，霰粒肿加重。辨证为肝脾有热。**主要手法：揉精宁、揉肾纹、推下六腑等。**

推拿调理半个月后，患儿右眼红肿、眼眵消失，流泪症状减轻，右眼上睑的小霰粒肿消失，4个大的霰粒肿缩小，右眼下睑的麦粒肿缩小，食欲、睡眠俱佳。调理39天后痊愈。

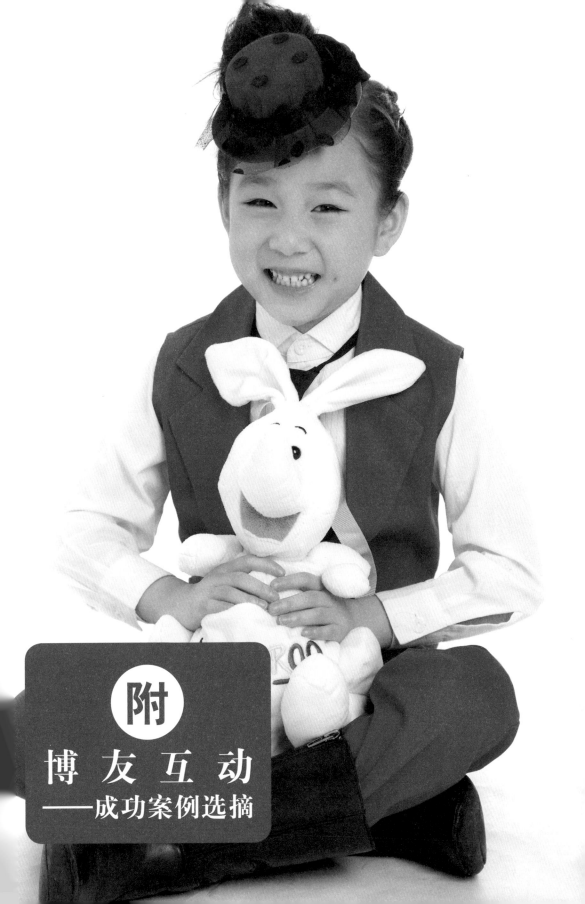

附

博友互动
——成功案例选摘

注：69、104等数字是张宇小儿推拿的穴方编号，可以在张宇老师的课堂上学到。

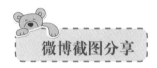
微博　　　首页　　热门 ▾　　应用 ▾　　游戏 ▾

川崎宝宝康复记

2014年5月5日 16:11

2014年的三月，对我来说是人生最难熬的日子，小宝三月1日转入市儿童医院，无论哪个医院都说我们是重病，因为我宝宝才三个月多一点，甚至给我们上了心脏监控。在宝宝发烧初期我想过联系张宇老师无奈我自己没有支付宝，我一直拍了用信用卡直接在银行网站付款的，所以一直拖，在市医院天天打抗生素，天天抽血每天各种化验，宝宝小血管细，因为老是要抽血所以几乎每天都会被插好几次血管才可以。那时的我生不如死看着宝宝受苦，医院除了每天化验和加大抗生素的剂量还有各种收费明目的事我宝宝的烧还是继续，宝宝血液尿液已经任何可能的培养都没有任何的细菌，他们依然加大抗生素剂量，我天天落泪还有带着宝宝一起死的念头每天都在脑里出现，我想出院可是家人不同意，但是连手机网银都没有的我根本没有办法，后来终于说服老公帮我转账给张宇，姐一听我们情况当晚就加班给我们视诊。她立刻就说是疹毒内渗导致给我们开了分方子，我推了一还是两天之后宝宝发烧间隔就变长了。同时医院安排做第二次B超照出心脏有肿瘤确认了我们为不典型川崎，因为不典型所以医院还要我们做刺穿但是被我拒绝了。当天打了丙球让我们继续观察说如果又烧还要打，全家人都放心只有我不敢我还在每天认真的给宝宝推拿我怕继续烧起来好怕又要受非人的折磨。终于我们回家了带着肿瘤。当时医院医生告诉我们要有心理准备可能要五年来康复，回家因为姐说我奶热我一心急又喝菊花还突然家里煮了苦瓜吃了两口宝宝突然大感冒，重咳嗽，我立刻和姐说姐给我们改了方子而且好焦急的立刻让我们等精神好一定要发疹而且立刻发！！姐这个时候才知道肿瘤的事当她就告诉我两个月之内瘤一定没有了！只要坚持推。第二天在保姆和家人威逼下我们又来到儿童医院，排队三小时开了抗生素止咳药和化痰药，在商量下最后我们决定只给她喝化痰药，第二天萝卜叶到了我开始给宝宝发疹，自从发疹加上推拿没多少天宝宝咳嗽和感冒都好了。

我们出院大概十天当时发疹不到一周，我们回医院复查，那个肿瘤消了大概三分之一！那个医生一边看一边说不可能阿应该还在扩张，然后看了好多遍一直念叨不可能。我开心的流下眼泪！

其他事情不想说，五月四号，出院不到两个月的时间我们回去复查，这次肿瘤真的消失！而且血象也恢复正常了！如果不是姐，我们宝宝现在受所谓川崎的影响而且可能引发好多后遗症，但是自从发疹后加上每天推拿，我宝宝在其他宝宝最容易生病的时间都没有生病，而且从出院开始的老是要抱着睡到现在一晚只吃一次夜奶！

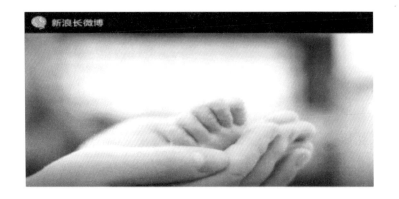

新浪长微博

感恩

张姐您好！我是天津脑瘤宝宝的妈妈，您还记得吗？还有几天就要过年了，回忆过去一年所经历的一切，恍若隔世。

还记得去年春节，在每个家庭欢度佳节的时候，我的家庭却遭遇了晴天霹雳---7个月大的女儿被查出脑瘤，而且初步被确认为非常罕见的"多发性视神经胶质瘤"---全世界，每1年，每500万个人中，才有1例！

我找到了北京天坛最好的小儿神经外科专家，没有办法。因为她太小了，小到无法手术、放疗、化疗……毋庸置疑，西医无能为力。但是，我告诉自己：我不能放弃我的孩子，我一定要治好她！也就是从那一刻开始，我和先生开始不遗余力地通过各种方法寻找能够治疗孩子的中医，因为我相信中医博大精深，一定有方法可以治好她！

上天不负有心人，终于在2013年5月通过爱心人士推荐，找到了您的微博---"@张宇中医小儿推拿"。我清晰的记得，我家先生在5月24日坐飞机到武汉与您见面，详细说明了嘉嘉的病情、身体状况等。在详细的面诊之后，您亲手传授穴方、穴位图和推拿方法，叮嘱饮食原则和禁忌，却拒绝了我们应付的面诊费用，令人感动。

从那一天开始，我就每天坚持给嘉嘉推拿，到今天，整整8个月。其间做过2次核磁检查，每次结节都在缩小，主体瘤没有长大。如今，由于眼球震颤导致的点头痉挛症也消失了（她以前看远处不能聚焦的时候，总是会不停摇头，但是现在这种症状已经消失）---这说明病情被有效控制住了。嘉嘉现在一岁半，除了眼球震颤外，身体发育完全正常。而且从推拿开始，几乎没有生过病。偶尔的小感冒、小咳嗽，推拿两天就好了。这在西医看来根本是不可能的。曾有西医断言："她最多只有两三年的寿命，而且身体情况会越来越糟，就连身高和体重都不会像正常孩子一样发育"。事实证明，小儿推拿颠覆了西医的判断。嘉嘉每天都和小朋友们一起晒太阳，邻居们根本看不出她有什么问题。她像正常孩子一样成长着。

现在的我每天都在亲眼见证小儿推拿的神奇、钦佩张姐的仁心仁术、赞叹我中华医学之博大精深、感恩上苍赐予我光明和希望。我坚信小儿推拿一定可以治好我的孩子，希望更多的妈妈可以如我一般幸运，有缘学习到小儿推拿的本领，用真正的绿色疗法呵护好我们的孩子，让他们远离痛苦和疾病，健康成长！

尚尚发烧了

9.28号晚上，半夜11点多，女儿的脚搭在了我身上，感觉好烫，我一下子就起来了摸了一下头，真是烫。晚上又找不到体温计。也不知道有多少度就是觉的很烫人，估计有38度多吧。我又敲了一下肚子，有些胀。我就推了伤食的方子，又加是横搓。隔了半个小时没有见出汗。我又推了，小天心，板门，逆运内八卦，清四横纹，泻肺金，下六腑，天河水。推完这些一看，一点多了。我也就睡了，半夜尚尚睡的还行，没有老翻身。到天亮我摸了一下，不烫了。不过还是有点热，借了一个体温计量了一下，37.1不太烧。不过孩子的精神一点也不好。我摸着肚子，还是胀胀的。怎么办呢？我也是急的不行。又推了。板门，四横纹。我就代淘淘买菜去了，没有让尚尚去上学。让她在家睡觉。我买菜回来，看着孩子很难受，我说哪里难受，她说肚子。不一会就吐了。吐的全是水，看着孩子遭罪，就代她去医院拿点药。回来就让她吃了，吃了接着就吐了。药也吐出来一些。吐完我就让她睡了。

睡着时，我摸着头上有汗了，我想应该是药没有全吐出来。睡了一个多小时就醒，醒来就说饿了。精神也好了，吃了饭，在楼上玩了一会，就下楼了。

差不多五点钟，她又说肚子难受，我想肯定是肚子又胀的历害了，又摸了一下头，有点热，一量37.1。怎么办吃药还是推拿。我给张宇发了信息，她回了信息，说是孩子伤食了，伤到了脾胃。要慢慢调理，她给了方子。小天心5，泻板门7，逆运内八卦5，四横纹各3，合谷5，肺金5，二人上马3，清天河水2。推到四横纹，我摸着尚尚的头，不热了，推完方子。头就凉凉的了。推完就说饿了。隔了半个小时，让她吃了小米粥。要看今晚，到明天情况怎么样了。

9.29号，推了两次，一天没有再烧，胃口也很好了，每次快吃时都说很饿了。真的很感谢张姐。

我家小的孩子11个月了。从小胃口不好，120ML奶要分三次喝。吃饭根本不张嘴，放嘴里就干呕，张姐给了方子推了一段时间，现在胃口很大，那种儿童的面条，一次要吃一小把，那种包好的，一把一把的。奶量210ML。一口气喝完，稀饭一次一碗。吃的还很快。呵呵，，我家宝宝吃饭像头小牛。

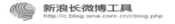
新浪长微博工具
http://c.blog.sina.com.cn/cblog.php

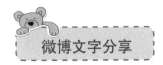
1.@张宇中医小儿推拿非常有效，对症了很快见效，上次我家女儿发烧，推完就出汗，烧就退了。感谢的话，我不多说了。我家小的宝宝现在1岁了，在两个月的时候脸上有两块白癜，脸上还长了湿疹，湿疹过后又是一片一片的白癜。去了福州各大医院，都没有什么好办法。后来知道张宇小儿推拿，就试着了解。我老公说大医院都没有办法，这样推推就能好吗？我不理会他，我觉得有希望就试试。推拿了2个月，宝宝脸上的白癜好了。真是感谢张姐，能碰到张姐是我们这些妈妈的福分！

2.孕晚期妈妈生病伤不起啊。感冒发烧38.5℃，烧得浑身疼，头疼得要裂开似的。幸好有@张宇中医小儿推拿的指导，2遍8+52，加上热水泡脚，出了一晚上的汗，今天早上就退烧了，还去参加豆豆的元旦联欢会，昨天的那种状态真以为今天去不了，还好有姐，谢谢姐，没有让豆豆的第一次元旦联欢会留下遗憾。

3.张姐的小儿推拿对大人来说真的同样有效果。今天咳得肺都快掉下来了，马上选取手上的三个穴位，泻新板门7分钟，内八卦只推到8分钟就明显感觉喉咙顺畅了，继续泻肺金7分钟，喘的感觉真的缓解了好多，姐的急救穴方真的不能小看，真的是立竿见影。@张宇中医小儿推拿

4.上次上课后，按照张老师给的咳嗽方推了十几天，竟然连孩子的抽动症也调理好了，万分感谢老师。而且推完后，孩子的食欲好了很多，之前两个多月都不怎么爱吃饭，现在连菜都能吃一些。

5.不得不说姐姐的方子太牛了，一次搞定！儿子拉稀了，我还没有来得及用您回复的方子，推了一次113+52，结果第二天早上起来孩子的精神和胃口都明显好转，也没有再拉稀，大便正常了，孩子又生猛了。@张宇中医小儿推拿

6.宝宝黄疸一个多月都没退，又遇上宝宝积食难受，求助@张宇中医小儿推拿，张姐给了113+74穴方。我给宝宝推了几日，食欲回来了，皮肤开始白起来了，黄疸全部消退。感谢张姐的耐心指导。

7.张姐的穴方真的很给力，我常给宝宝补脾土，效果非常好！我已经给家里的其他小孩下方子了，感谢姐啊！真是我们这些年轻妈妈的知心老师！@张宇中医小儿推拿

8.发烧后咳嗽，自己琢磨了很久，选了22方，又仔细地回味了上课笔记，发现张姐讲的三个单穴很有效！昨晚睡了个安稳觉，今晚再巩固一下。@张宇中医小儿推拿

9.张姐，我现在美得都有点飘飘然了，逮着感冒的同事就拉过来问诊，教推拿。目前为止已经推好了四个人啦！一个宝宝、三个大人，其中一个还是孕妇呢，百发百中！今天下班前又教了一个，明天问问战况。嘻嘻，不过暂时仅限感冒，今天还教了调理鼻炎的方法。@张宇中医小儿推拿

10.非常感谢@张宇中医小儿推拿。经过1个多月的推拿，宝宝的鞘膜积液少了很多，睡眠改善了很多，因为中间感冒过两次，张姐又给调整了手法。另外，经常横搓，效果很不错，积液从之前的核桃般大变成半个花生大，现在已经完全好了。

11.张姐给的74+1穴方太给力了！儿子发烧了，回家后立马开推，推完74的时候他就开始微微出汗，1穴方推到一半他说饿了，要吃东西，推完后直接下地开玩，之后拉了一堆清鼻涕样的液体。晚上睡觉又推了一次74+1，半夜低热。今早起床厚苔全消，还有薄薄的一层白苔。姐的穴方太强大了！@张宇中医小儿推拿

12.@张宇中医小儿推拿的穴方真是好用。儿子伤食腹泻，用50+69穴方推了一遍，胃口就好了，追着要饭吃，推完3次后，大便已经成形，不拉肚子了，也不腹胀了，谢谢姐姐！

13.宝宝前天晚上开始咳嗽、咯痰，昨天白天咳嗽也非常多，昨晚睡着后也一直咳。参考@张宇中医小儿推拿，我在睡前给她推拿了一次，后半夜就不咳了，今天到现在基本也不咳了，就是感觉有点鼻塞，偶尔流黏稠的黄鼻涕！小儿推拿，首战告捷！

14.昨天早上就感觉小朋友有点低烧，放学的时候还是热，晚饭没吃，9点钟量体温，高达40℃，一个晚上找穴位按摩，弄到两点钟，早上7点钟就被小朋友喊醒，叽叽喳喳活蹦乱跳了。感谢我的老师！@张宇中医小儿推拿

15.女儿半夜把手伸到了被子外面，后背受凉了，早上5点多咳了起来，我立即给她推了一遍19，推完她就出汗了，今天一天都很正常，没有流鼻涕，也没有打喷嚏、咳嗽。现在我推她的内八卦都有点气感了！@张宇中医小儿推拿真的很神奇！

16.@张宇中医小儿推拿我忍不住要来感谢你。孩子去了两天早教，班上有两个孩子感冒，不知是不是被传染了，昨晚2点开始发烧，给推了1穴方，退烧了，昨天早上拉了大便，有点烂，舌苔不

红，有点白。早上上班了，刚给家里打电话，说没烧，精神状态不错，胃口也可以，下班再给推1穴方，心存感激，谢谢姐！

17.喜报：张姐，我剖腹产两年了，伤疤处总痒，按你告诉的方法，平躺着向下推肚500~800下，坚持推了3天，已经不那么痒了，我每天推好几遍，今天感觉有明显好转，谢谢姐。@张宇中医小儿推拿

18.女儿因上半年刚上学时生病，输液、吃药的时间较久，感觉身体虚了好多，所以老是容易感冒，但因为@张宇中医小儿推拿的帮助和指点，之后发生的感冒都是通过推拿和吃少量的药调理好的，现在感觉身体慢慢恢复了，不再那么容易感冒了，这次流鼻涕一点药也没吃，只做了推拿，有史以来第一次不超过一星期就好了。

19.感冒，头昏沉、微疼，嗓子不利索，胸闷，气短，有点咳嗽，一咳就拉着胸口疼，浑身乏力，腰背酸痛发紧，手脚冰凉，问张姐，让推74+8。我让老公给我推，74刚推3个穴位，就感觉气顺了，胸口轻快，嗓子不难受了，等74推完，感觉大好，再推8，推了2个穴位就睡着了，今早基本痊愈！自己试过方知神奇啊！@张宇中医小儿推拿

20.谢你，张姐！以前孩子总是夜不安睡，为了给他盖被子，我养成了他一翻身就会被惊醒的毛病，几乎没有睡眠质量可言。推拿这5天，我们娘俩天天一觉睡到天明，姿势都不怎么变换，我睡得那叫一个舒服哦！长期被困扰的问题就这样给解决了。所以，真心感激你，张姐！@张宇中医小儿推拿

......